Dora Schweizer

Stillen

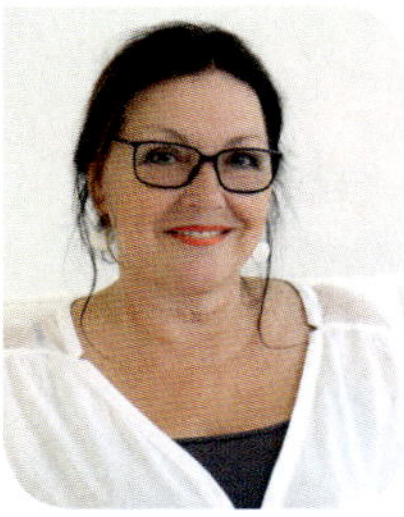

Dora Schweitzer ist geprüfte Stillberaterin und lebt mit ihrer Familie im Saarland. Die Mutter von drei gestillten Söhnen weiß aus eigener Erfahrung, wie hilfreich die Unterstützung einer kompetenten Beraterin bei Problemen sein kann. Dies und der Wunsch anderen ebenso zu helfen brachte sie dazu, die Ausbildung bei der Arbeitsgemeinschaft Freier Stillgruppen (AFS) zu absolvieren. In enger Kooperation mit verschiedenen Hebammen und medizinischem Fachpersonal hat sie mehr als 20 Jahre lang Schwangere und Mütter bei Fragen und Problemen zum Thema »Stillen« beraten.

Dora Schweizer

Stillen

Für glückliche Mütter und Babys –
Ihr Stillberater für zu Hause

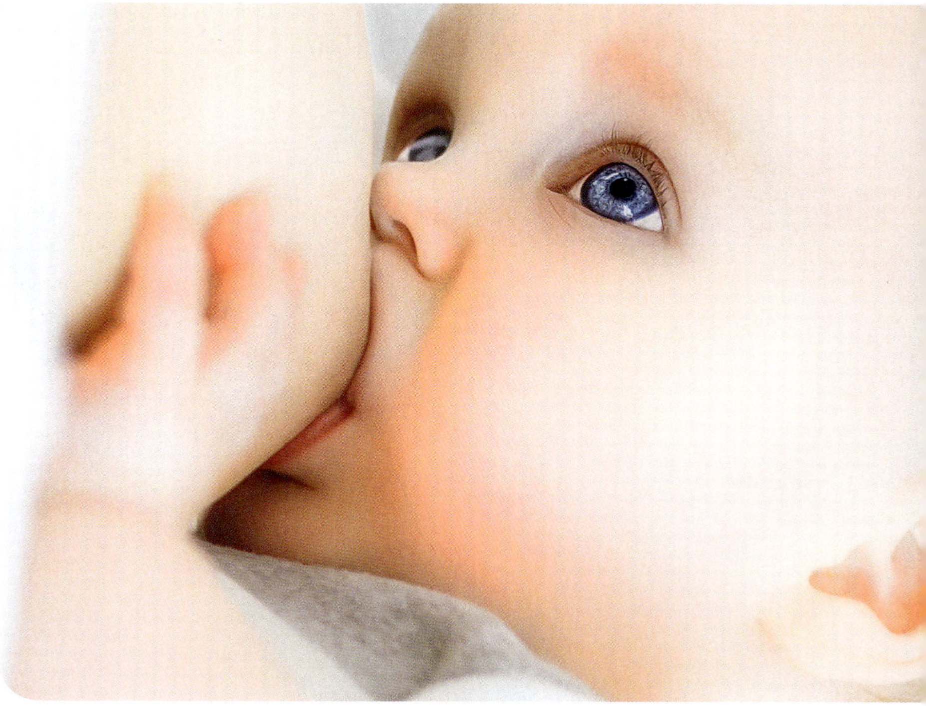

TRIAS

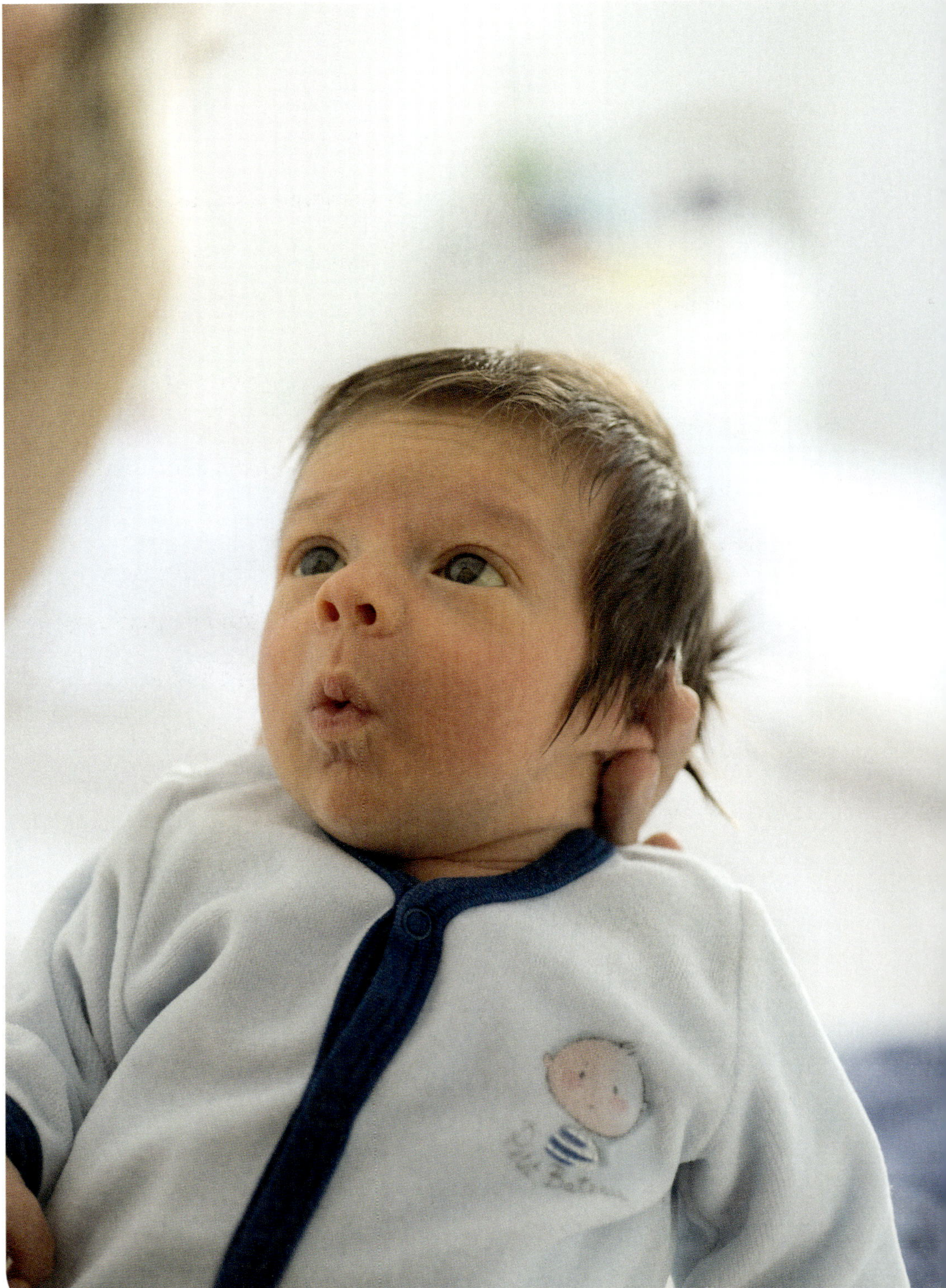

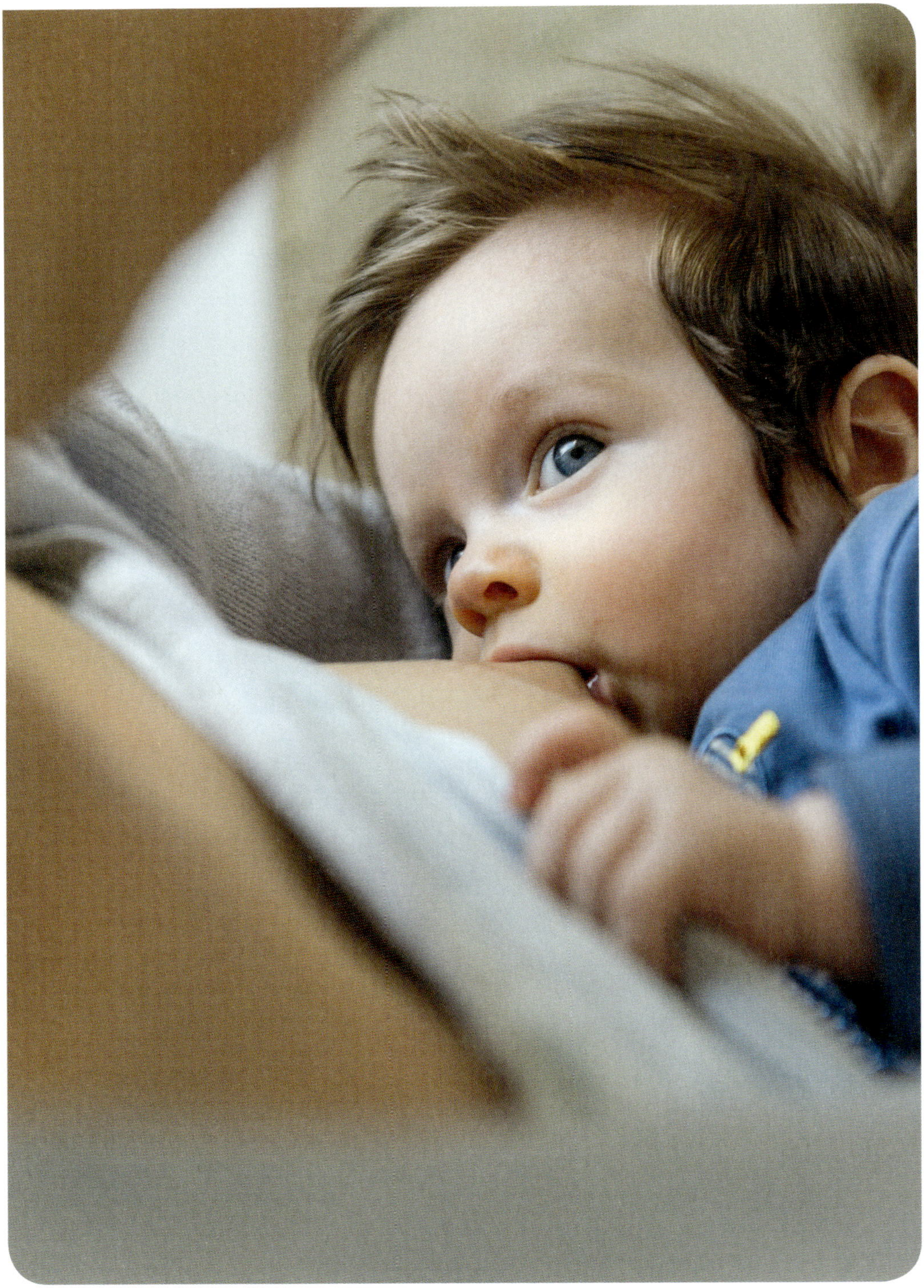

Liebe Leserin,

die Schwangerschaft, die bevorstehende Geburt und die bedeutenden Veränderungen, die sich durch das Baby in Ihrem Leben ergeben werden, haben sicherlich auch bei Ihnen eine Mischung aus freudiger Erwartung, einer kleinen Portion Skepsis bis hin zu leichten Ängsten ausgelöst. Ihre Gedanken sind hoffnungsvoll in die nahe Zukunft gerichtet und beschäftigen sich nun auch mit dem Thema »Stillen«.
Früher war in den eigenen Großfamilien viel Stillwissen vorhanden, mit dem Wöchnerinnen und junge Mütter unterstützt wurden. Durch einschneidende gesellschaftliche Änderungen in den vergangenen Jahrzehnten hat sich dies gravierend geändert. Heute kann nur noch sehr selten auf derartig »überliefertes« Stillwissen zurückgegriffen werden. Stillinteressierte Frauen erhalten die gewünschten Informationen von Ärzten, Hebammen, Krankenschwestern sowie von ausgebildeten Still- und Laktationsberaterinnen oder aus entsprechender Literatur. Dieses Buch kann Ihnen bereits während der Schwangerschaft bedeutsames Stillwissen vermitteln und Sie während Ihrer gesamten Stillzeit mit vielen praktischen Tipps unterstützen. Die Informationen werden durch wertvolle Berichte stillerfahrener Mütter ergänzt und bereichert.
Viele bisherige Leserinnen des Ratgebers berichteten, dass sie unter anderem durch die in diesem Buch eingefügten Beiträge anderer Stillmütter große Zuversicht gewonnen hatten. Dadurch wurden manche von ihnen vor übereiltem Abstillen bewahrt und konnten somit ebenfalls noch eine wundervolle Stillzeit genießen.
Ich wünsche Ihnen sehr, dass Sie Ihre Stillzeit als erfüllten und bereichernden Lebensabschnitt erfahren, auf den Sie später immer wieder gerne und mit großer Freude zurückblicken können.

Im Juni 2017
Dora Schweitzer

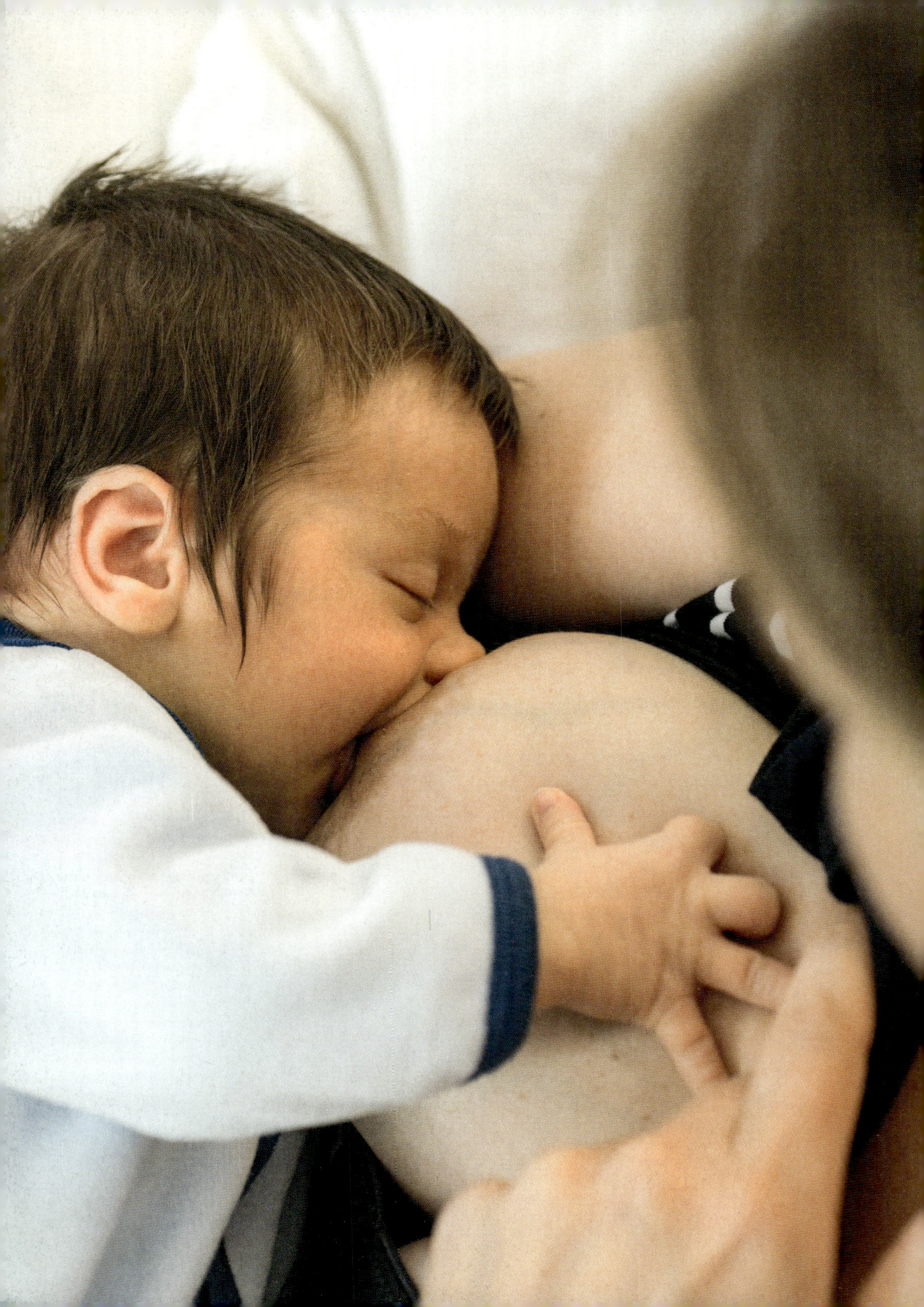

Stillen – von der Natur perfekt eingerichtet

Etwa ab der sechsten Schwangerschaftswoche bildet Ihr Körper Hormone, die die Ausreifung des Brustdrüsengewebes fördern.

Einige biologische Grundlagen

Nach dem sechsten Schwangerschaftsmonat ist ihr Körper schon darauf vorbereitet, Ihr Kind stillen zu können.

Ihre Brust, die aus Drüsen, Fett- und Bindegewebe besteht, ist perfekt auf das Stillen eines Babys ausgerichtet. Während das Kind in Ihrem Körper heranwächst, stellt sich die Brust schon auf die wichtige Aufgabe der Milchbildung ein. Die Veränderung Ihrer Brust wird durch die gesteigerte Bildung von Hormonen beeinflusst. Dieser hormonelle Einfluss beginnt bereits in den ersten drei Monaten der Schwangerschaft.

Die Veränderungen Ihrer Brust

Die meisten Schwangeren bemerken bald, dass ihre Brust größer wird. Durch die erhöhte Blutzufuhr in den Brüsten treten die Venen oftmals hervor und werden deutlich sichtbar. Die Brustwarzenvorhöfe werden fast immer etwas dunkler. Bei vielen Frauen werden auch die Brustwarzen (Mamillen) besonders empfindlich.

Im Warzenhof (Areola), der sich während der Schwangerschaft ebenfalls vergrößert und markanter wird, befinden sich die sogenannten Montgomery-Drüsen. Hierbei handelt es sich um Talgdrüsen, die fettartige Substanzen produzieren, welche die Brustwarze während der Stillzeit schützen. Vermeiden Sie bei der Brustreinigung Seife, weil dadurch dieser natürliche Schutzfilm gestört wird. Ihre Haut würde sonst zu schnell austrocknen und die Empfindlichkeit Ihrer Brustwarze wäre noch gesteigert.

Milchtröpfchen während der Schwangerschaft

Bereits im Laufe Ihrer Schwangerschaft können in den Milchbläschen sehr geringe Mengen Vormilch, auch Neugeborenenmilch oder Kolostrum genannt, gebildet werden. Noch stark gebremst durch die Schwangerschaftshormone kommt die Milchbildung jedoch erst nach der Entbindung richtig in Gang, wenn auch die Plazenta ausgestoßen ist und Ihre Brust durch kräftige Saugreize effektiv stimuliert wird. Ob in der Zeit der Schwangerschaft Milch austritt oder nicht, hat jedoch keinen Einfluss auf die Milchbildung nach der Geburt.

Die Vorgänge im Inneren Ihrer Brust

In Ihrer Brust wird nun ein Teil des bisherigen Fettgewebes von neuem Drüsengewebe verdrängt. Durch ein komplexes Zusammenspiel von Hormonen wachsen etwa ab der sechsten Schwangerschaftswoche Milchbläschen und Milchgänge langsam zu einem funktionstüchtigen Brustdrüsengewebe heran und bereiten sich auf die Fähigkeit zur Milchproduktion vor.

Ein Blick auf das Innere der Brust während der Stillzeit. Das Verhältnis von Drüsen- zu Fettgewebe in den Brüsten voll stillender Frauen beträgt ca. 2 : 1. Die Anzahl der Milchausführungsgänge ist bei den einzelnen Müttern unterschiedlich und beträgt durchschnittlich zwischen 4 und 18 Ausgängen pro Brustwarze.

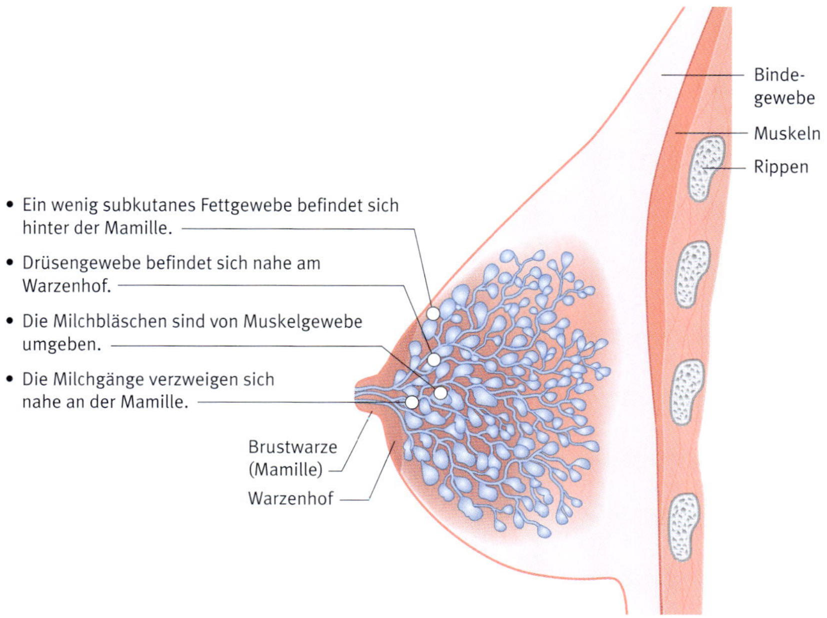

Ihr Brustdrüsengewebe gleicht bald einem Rebstock mit vielen Trauben, dessen Stämmchen (Milchgänge) dicht nebeneinander aus dem Boden (Brustwarze) sprießen und viele Zweige (Drüsenlappen) bilden. Auf den Drüsenlappen beginnen die Früchte (Milchbläschen, auch Alveolen genannt) zu wachsen.

Nach der Entbindung Ihres Kindes steigt in Ihrem Körper die Produktion der Hormone Prolaktin und Oxytocin stark an. Die erhöhte Bildung dieser beiden Stillhormone sorgt dafür, dass Ihre Milchbildung unmittelbar nach der Entbindung angeregt wird.

Die Bildung von Prolaktin (auch Milchbildungshormon genannt) ist ausschlaggebend dafür, dass in Ihren Milchdrüsen Muttermilch produziert werden kann. Wenn Ihr Baby an Ihrer Brust saugt, werden die Nerven in Ihrer Brustwarze und im Warzenhof gereizt, wodurch Ihr Gehirn die Botschaft erhält, vermehrt Prolaktin auszuschütten. Der Prolaktinspiegel verändert sich im Tagesverlauf durch verschiedene Faktoren, wobei auch die gebildeten Milchmengen zu unterschiedlichen Zeiten variabel sein können.

Wie die Milch aus der Brust fließt

Das Hormon Oxytocin ist verantwortlich dafür, dass Ihre Muttermilch aus der Brust fließen kann. Durch das Saugen Ihres Babys wird in Ihrem Körper die Oxytocin-Ausschüttung angeregt. Oxytocin bewirkt, dass sich die kleinen Muskeln, die um die Milchbläschen und die Milchgänge angeordnet sind, zusammenziehen. Dadurch wird die in Ihren Milchdrüsen gebildete Milch in die Milchgänge, die in der Brustwarze enden, gepresst und ist dort für Ihr Kind verfügbar.

Die weibliche Brustwarze hat etwa neun Öffnungen. Weil diese sehr eng beieinanderliegen, sind aber meist nur drei bis fünf Milchstrahlen erkennbar. Manchmal spritzt die Milch sogar so heftig aus der Brustwarze heraus, dass das Baby beim Schlucken überfordert ist. Normalerweise wird die Brust nie gänzlich geleert. Im Allgemeinen trinkt ein Baby etwa 80 Prozent des Milchvorrates ab, die restliche Milchmenge verbleibt in den Milchbläschen. So steht anschließend ein kleiner Vorrat als »Nachtisch« für das Baby bereit, den es bei Bedarf genießen kann.

Die Inhaltsstoffe der Muttermilch

In den ersten Tagen nach der Geburt bildet Ihre Brust die für das noch unreife kindliche Verdauungssystem sehr schonende Vormilch, die auch als Kolostrum bezeichnet wird. Kolostrum ist keine richtige Milch, sondern eher ein sehr nährstoffreiches »Serum«. Diese Vormilch ist sehr eiweißhaltig und enthält besonders viele Antikörper (Seite 15).

Sie ist fettärmer als die Milch, die später fließt. Die Vormilch bedeckt die empfindlichen Magen- und Darmschleimhäute Ihres Kindes mit einem schützenden Film, was sie für das noch relativ krankheitsanfällige Neugeborene besonders wertvoll macht.

Etwa am vierten bis fünften Tag nach der Geburt stellt sich die Brust auf die Produktion von »normaler« Muttermilch um. Die Zusammensetzung der Muttermilch verändert sich im Verlauf jeder Stillmahlzeit. Auch die Tageszeit und die Dauer einer Stillmahlzeit haben jeweils Einfluss auf den Kaloriengehalt Ihrer Milch. Der Nährgehalt der Muttermilch passt sich naturgemäß zu jeder Zeit optimal an die Bedürfnisse Ihres Babys an. Zu Beginn einer jeden Stillmahlzeit fließt Milch mit einem niedrigen Fettgehalt, jedoch einem hohen Anteil an Eiweiß, Laktose, Zucker, Vitaminen, Mineralien und Wasser. Im Verlauf der Stillmahlzeit nimmt der Anteil an Fetten kontinuierlich zu. Der Laktosegehalt in der Muttermilch bleibt unverändert.

Das Aussehen der Muttermilch

Kolostrum sieht goldgelb cremig aus. Die Übergangsmilch ist nur leicht gelb gefärbt. Reife Muttermilch, die etwa ab dem zehnten Tag nach der Geburt gebildet wird, ähnelt eher dem Aussehen von Kokosmilch. Die Farbe von reifer Muttermilch verändert sich sogar im Laufe einer Stillmahlzeit. Zu Beginn hat sie ein wässriges Aussehen, gegen Ende der Mahlzeit ein cremiges. Dies liegt daran, dass die Milch am Anfang der Brustmahlzeit eiweißreicher, zum Schluss fettreicher ist. Wenn Ihr Baby lange saugt, um

Der Milchspendereflex (Let-down-Reflex)

Beim Stillen wird die Milchfreigabe reflexartig gesteuert. Das kindliche Saugen löst einen Hautreiz an der Brustwarze aus, der über Nervenbahnen an das Zwischenhirn weitergeleitet wird. Von dort aus wird die Hirnanhangdrüse stimuliert, die die Ausschüttung des Hormons Oxytocin in die Blutbahn bewirkt. Dieses Hormon veranlasst das Zusammenziehen der Muskelzellen an den Milchbläschen, wodurch die Milch in die Milchgänge gepresst wird, die in den Brustwarzen enden. Der Let-down-Reflex – auch Milchspendereflex genannt – erfolgt jedoch nicht nur auf den kindlichen Saugreiz hin, sondern anfangs auch oft, wenn die Mutter etwas hört, sieht oder riecht, was im Zusammenhang mit dem Stillen und ihrem Baby steht. Psychischer Stress oder Aufregung der Mutter beeinträchtigen die Ausschüttung von Oxytocin, wodurch der Milchspendereflex blockiert wird.

eine ausreichende Menge der fettreichen Hintermilch trinken zu können, wird es optimal ernährt.

Die Zusammensetzung der Muttermilch

Die Zusammensetzung Ihrer Muttermilch ist jederzeit ideal auf den Entwicklungsstand des noch unreifen Organismus abgestimmt. Es kann für Ihr Baby in den ersten Lebensmonaten keine bessere Ernährung geben. Sie enthält im Einzelnen:

- **Fette:** Etwa die Hälfte des Energiebedarfs Ihres Kindes wird vom Muttermilchfett gedeckt. Dabei hängt der individuelle Fettgehalt sehr stark von Ihrer eigenen Ernährung ab.
- **Eiweiße:** Auch die in der Muttermilch enthaltenen Eiweiße sind wichtig für die Ernährung Ihres Babys. Casein und α-Laktalbumin, Laktoglobin, Lysozym und Serumalbumin sind dabei die bedeutsamsten Proteine.
- **Kohlenhydrate:** Obwohl der kindliche Verdauungstrakt das in der Muttermilch vorherrschende Kohlenhydrat Laktose nicht vollständig verarbeiten kann, sorgen schon geringe Mengen Milchzucker im Darm Ihres Säuglings für eine weichere Stuhlkonsistenz und eine verbesserte Aufnahme von Mineralien.
- **Mineralien:** Natrium, Kalium, Kalzium, Magnesium, Phosphat und Chlorid sind weitere Bestandteile in Ihrer Milch. In ihrer Konzentration sind diese genau auf die Bedürfnisse und das Ausscheidungsvermögen (Niere) Ihres Kindes abgestimmt.
- **Weitere wichtige Substanzen:** Die Muttermilch enthält außerdem noch Wachstumsstoffe, Enzyme und Aminosäuren, welche unter anderem für die Entwicklung der Netzhaut der Augen (Retina), des Gehirns und der Leber wichtig sind.

Schadstoffe in der Muttermilch

Die Schadstoffkonzentrationen in der Muttermilch waren in den letzten Jahren rückläufig, dennoch wird das Thema immer wieder diskutiert. Sie sollten aber wissen, dass die Experten durch die Muttermilchernährung keine Gesundheitsgefahr für gestillte Säuglinge sehen. Die Nachteile des Nichtstillens würden für Ihr Baby stärker wiegen als die Aufnahme geringer Schadstoffreste in Ihrer Milch.

Noch vor wenigen Jahren wurde Frauen offiziell dazu geraten, wegen der Schadstoffbelastungen in der Muttermilch nur vier Monate voll zu stillen. Mütter, die länger stillen wollten, sollten ihre Milch auf Rückstände untersuchen lassen. Diese Empfehlungen wurden längst widerrufen.

Lassen Sie sich deshalb durch negative Aussagen nicht verunsichern. Auch flaschenernährte Kinder können nicht vor der Aufnahme von Schadstoffen geschützt werden. Sie kommen damit ebenfalls über die Atmung, die Haut und die Ernährung (z. B. durch das Zubereiten der Nahrung mit Wasser) in Kontakt. Eine bewusste Ernährung ist die beste Möglichkeit, Schadstoffbelastungen zu minimieren:

- Wählen Sie Ihre Obst- und Gemüsesorten gezielt aus. Verzichten Sie auf Sorten, für die gerade keine Erntezeit ist.
- Verzehren Sie nur ungespritztes Obst und Gemüse.
- Essen Sie möglichst nur fettarmes Fleisch – es ist weniger belastet als fettreiches.

Stillen ist mehr als nur Nahrungsaufnahme

Ihre Muttermilch enthält neben den für Ihr Baby notwendigen Nährstoffen in hochwertiger Qualität und abgestimmter Menge auch besondere Schutz- und Abwehrstoffe (Immunglobuline vom Typ A). Wissenschaftliche Studien belegen, dass die Aufnahme dieser ganz spezifischen Stoffe das Risiko von Infektionskrankheiten bei Kindern erheblich mindert.

Im mütterlichen Körper werden im Laufe des Lebens zahlreiche Antikörper gegen unterschiedliche Krankheitserreger gebildet. Diese gelangen in die Muttermilch und bewirken so bei gestillten Babys einen hohen Infektionsschutz. Bis heute ist es nicht gelungen, die in der Muttermilch enthaltenen Abwehr- und Schutzstoffe industriell nachzubilden. Nicht gestillte Kinder sind nachweislich anfälliger gegen Infektionskrankheiten als muttermilchernährte Säuglinge.

Abwehrstoffe gelangen von der Mutter zum Kind

Da das Immunsystem Ihres Babys noch nicht vollständig ausgebildet ist, entwickelt der kleine Körper erst allmählich die Fähigkeit, sich gegen Keime, Viren und Bakterien zu wehren. Durch die in der Muttermilch enthaltenen Abwehrstoffe können die verschiedenen Krankheitserreger unwirksam gemacht werden, wodurch das kindliche Immunsystem unterstützt wird. Diese Immunglobuline sind in besonders hoher Konzentration in der Milch vorhanden, die der mütterliche Körper in den ersten Tagen nach der Geburt bildet. Obwohl der Anteil wertvoller Schutzstoffe nach der Umstellung von Kolostrum auf reife Muttermilch absinkt, sind gestillte Kinder auch nach dieser Veränderung bestens geschützt, da die tägliche Trinkmenge des Kindes kontinuierlich ansteigt.

Welcher Schutz wird geboten?

Ihr Baby erhält beim Stillen einen Schutz gegen viele Krankheitserreger, mit denen Sie bisher Kontakt hatten. So schützen Sie Ihr Kleines durch die Ernährung mit Muttermilch z. B. vor harmlosem Schnupfen oder Husten, vor Bronchitis bis hin zu Magen-Darm-Infekten. Ebenso wird seit vielen Jahren von einer verminderten Allergiegefährdung bei gestillten Kindern berichtet.

Nutzen Sie die Zeit der Schwangerschaft

Schon während der Schwangerschaft können Sie sich innerlich auf das Stillen vorbereiten.

Sie freuen sich vielleicht schon auf die Zeit, in der Sie – wie unzählige Mütter vor Ihnen – Ihr Baby an der Brust ernähren, ihm Liebe, Geborgenheit und Sicherheit geben. Ihre Gefühle bei dem Gedanken an das Stillen Ihres Babys werden von vielen verschiedenen Faktoren abhängen – von dem Wert, den Sie dem Stillen beimessen, davon, wie Ihr Partner darüber denkt, ob Ihre Bekannten ihre Kinder stillen oder mit der Flasche ernähren und ebenso von Ihrem Lebensstil und Ihrer Einstellung zu sich selbst und zu Ihrem eigenen Körper.

Sich gedanklich auf das Stillen einstellen

Es mag sein, dass Sie schon eine Vorstellung davon haben, was es heißt, ein Kind zu stillen. Möglicherweise denken Sie, dass es einfach und praktisch ist, oder Sie befürchten, dass sich das Stillen mit Ihren Plänen und Aktivitäten nicht gut vereinbaren lässt. Vielleicht haben Sie Zweifel an Ihrer eigenen Stillfähigkeit, weil Sie Mütter kennen, die Stillprobleme hatten und danach schnell auf Industrienahrung umgestiegen sind. Oder Sie haben Kontakte zu stillerfahrenen Frauen, die Sie jetzt in Ihrem Stillwunsch bestärken und die nach der Geburt Ihre Stillbemühungen unterstützen und sich auch praktisch um Ihr Wohlergehen kümmern werden. Alle Ihre Gedanken und Informationen werden einen bedeutenden Einfluss darauf haben, ob Sie am Ende auf eine erfüllte Stillbeziehung zurückblicken können – egal, welche Erwartungen oder Ängste Sie jetzt haben mögen.

Seien Sie kritisch: Hinterfragen Sie entmutigende Berichte und ein Abraten vom Stillen seitens Ihres Bekanntenkreises immer und sehen Sie diese als persönliche, oft nicht verarbeitete Erlebnisse der erzählenden Frau.

Claudia

Ich ging schon vor der Geburt zum Stillgruppentreffen

» Vor der Geburt unseres Wunschkindes lasen wir viel über die Zeit nach der Entbindung. Dabei stellte sich auch die Frage nach der Ernährung – Stillen oder gekochte Nahrung? Die Vorteile des Stillens und der Muttermilch überzeugten uns schnell. Schon ab dem siebten Schwangerschaftsmonat besuchte ich regelmäßig die Stillgruppentreffen in meinem Wohnort. Dort bekam ich noch weitere Informationen über das Stillen und Kontakt zu anderen Müttern. Dann war es so weit – unser Sohn Tim wurde geboren.

Nach der Geburt konnte ich ihn sofort anlegen. Mein Mann, Tim und ich konnten uns alle Zeit der Welt nehmen, um zu kuscheln und uns richtig kennenzulernen. Kurz darauf suchte Tim ganz von selbst meine Brust und nuckelte genüsslich. Es war ein wunderschönes Gefühl! Mit dem Stillen klappte es sehr gut. Den Milcheinschuss empfand ich nicht als unangenehm. Tim und ich waren schnell ein eingespieltes Team. Probleme, die sich wegen einer angeborenen Stoffwechselstörung unseres Babys einstellten, konnten wir – wenn auch mit etwas Mühe – meistern. Die Mütter der Stillgruppe und meine Stillberaterin unterstützten mich sehr bei den Stillschwierigkeiten, die durch eine Erkrankung unseres Sohnes entstanden waren. Ich konnte Tim trotz seiner Krankheit acht Monate lang stillen und war sehr froh, sehen zu können, dass er sich durch meine Muttermilch zu einem gesunden Jungen entwickelte. «

Ute

Wie wenig ich wusste …

» Während meiner Ausbildung zur Krankenschwester hatte ich einiges über das Stillen gelernt und auf der Entbindungsstation schon viele Mütter stillen gesehen. Wie unzulänglich mein Stillwissen dann aber doch war, bemerkte ich erst, nachdem mein eigenes Baby geboren war. Im Kreißsaal konnte ich Jonas zum ersten Mal anlegen. Allerdings hatte ich Probleme, mein Kind an die Brust zu bekommen, und wusste nicht, wie ich ihn halten sollte. Unser Sohn öffnete den Mund nicht richtig und schien kein Interesse am Trinken zu haben. Die Hebamme legte Jonas ohne mein Zutun an meine Brust. Er nuckelte nur kurz und ließ gleich wieder los. Ich dachte: ›Wenn ich erst einmal auf der Station bin und Ruhe habe, funktioniert das Anlegen sicherlich besser!‹ Aber dort

gelang es mir auch nicht. Häufig läutete ich, um mich unterstützen zu lassen. Jedes Mal kam eine andere Schwester, die mir beim Anlegen half, indem sie meine Brust mehr oder weniger sanft zusammenkniff und Jonas die Brustwarze in den Mund schob. Anleitung, wie ich es selber machen konnte, bekam ich nie. Ich fühlte mich entsetzlich ungeschickt und unfähig und konnte einfach nicht mehr klar denken. Es kam mir vor, als hätte ich mein Selbstwertgefühl an der Krankenhaustür abgegeben. Mir fehlten ein ermunternder Zuspruch und eine geduldige, kompetente Person, die sich einmal die Zeit nahm, mir zu zeigen, wie ich selbst richtig anlegen kann. Das alles führte dazu, dass ich bis zum nächsten Stillen immer sehr lange wartete und es erst wieder versuchte, wenn Jonas schon schrie. Leider war mir nicht bewusst, dass bereits das Suchen und Schmatzen von Jonas erste Anzeichen von Hunger waren. So kam ich nur auf vier bis fünf Stillmahlzeiten am Tag, was viel zu selten war. Meinem Mann verdanke ich, dass ich überhaupt weiterstillte. Er schlug mir vor, bei einer Stillberaterin anzurufen. Ich hatte nicht mehr viel Hoffnung, dass das etwas ändern würde. Ich rief dennoch an und das Gespräch mit dieser Frau, die mir in Ruhe zuhörte und mir hilfreiche Informationen gab, brachte für mich die Wende zum erfolgreichen und schönen Stillen. «

Das »Babyfreundliche Krankenhaus«

Für welchen Geburtsort Sie sich entscheiden, hängt natürlich von Ihren persönlichen Vorstellungen und Erfahrungen ab. Nur wenige Paare (etwa 1 %) entscheiden sich für eine Hausgeburt, die allermeisten Frauen entbinden in einer Klinik oder einem Geburtshaus. Doch wie erkennen Sie eine für Sie geeignete Geburtsklinik?

Mit dem Ziel, die Startbedingungen für alle Mütter und Babys zu verbessern, haben die WHO und UNICEF 1991 die Initiative »Baby-Friendly-Hospital« (BFHI)

Das Gütesiegel Babyfreundlich (Mit freundlicher Genehmigung der WHO/UNICEF Initiative Babyfreundlich)

Geburtsklinik zertifiziert von

BABY FREUNDLICH

Eine Initiative von WHO und UNICEF

www.babyfreundlich.org

gegründet. Durch die Verbesserung der Bedingungen soll allen Frauen das Stillen ermöglicht werden. Seit 1992 ist die Initiative auch in Deutschland vertreten, seit 2012 unter dem Namen »Babyfreundlich«. Diese Kliniken orientieren sich an den »B.E.St.®: 10 Schritte für eine Babyfreundliche Geburtsklinik« (B.E.St.® steht für Bindung, Entwicklung und Stillen). Sie bieten u. a. folgende Leistungen:

- Das Stillen nach Bedarf wird gefördert.
- Das Personal wird besonders gut geschult, um Ihnen zu zeigen, wie Sie Ihr Kind korrekt anlegen und wie Sie die Milchbildung aufrechterhalten, falls Sie von Ihrem Baby kurzzeitig getrennt sind.
- Gleich nach der Geburt kommt das Neugeborene auf den Bauch der Mutter und darf dort mindestens eine Stunde lang ungestört liegen bleiben, bis es seine erste Stillerfahrung gemacht hat.
- Den neugeborenen Kindern wird weder Flüssigkeit noch sonstige Nahrung zusätzlich zur Muttermilch gegeben (wenn dies nicht aus gesundheitlichen Gründen angezeigt ist).
- Die Neugeborenen erhalten weder Gummisauger noch Schnuller.
- Mutter und Baby bleiben Tag und Nacht zusammen in einem Zimmer (»24-Stunden-Rooming-in«). In vielen dieser Kliniken steht sogar ein spezielles, freundlich eingerichtetes Familienzimmer zur Verfügung, in dem die Eltern und Geschwisterkinder gemeinsam mit dem Neugeborenen Zeit verbringen können. Von Beginn an ist dadurch also auch der Partner in die Pflege und Betreuung des neuen Familienmitgliedes einbezogen. Das Klinikpersonal ermutigt die Eltern hier zu besonders viel Hautkontakt mit ihrem Baby.
- Nach der Entlassung wird eine weitere Betreuung angeboten, z. B. mit Stillcafés, Adressen von Stillgruppen oder einer ambulanten Stillberatung.

Immer mehr Geburtskliniken sind auch in Deutschland als »Babyfreundlich« anerkannt. Es gibt auch babyfreundliche Kinderkliniken. Frühgeborene und kranke Neugeborene profitieren ganz

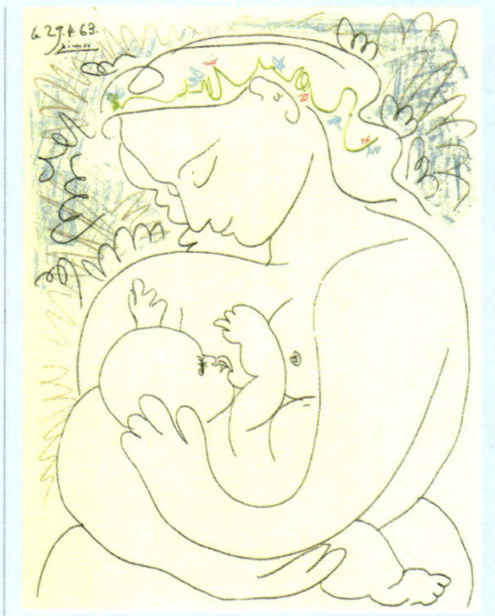

Auch das Picasso-Motiv »Maternité« ist ein Hinweis auf eine babyfreundliche Klinik. © 2003 Estate of Pablo Picasso / Artists Rights Society (ARS), New York

besonders von der Nähe zu den Eltern und von der Muttermilch. Erkundigen Sie sich bei Ihrer Hebamme oder Ihrem Frauenarzt nach Kliniken, die mit diesem internationalen Prädikat ausgezeichnet sind, oder schauen Sie im Internet nach: www.babyfreundlich.org.

Die Vorbereitung der Brust

Im Idealfall untersucht Ihr Arzt oder Ihre Hebamme schon in der Schwangerschaft Ihre Brustwarze auf Besonderheiten. Falls diese Untersuchung keine Auffälligkeiten ergibt, genügt es, die Brustwarzen mit einfachsten Maßnahmen auf die spätere Beanspruchung vorzubereiten. Entscheiden Sie selbst, was Ihnen guttut.

- Lassen Sie regelmäßig Luft und Sonnenlicht an Ihre Brustwarze. Dies wird sie widerstandsfähiger machen und somit auf die spätere Beanspruchung vorbereiten.
- Reinigen Sie die Brust lediglich mit klarem Wasser, um die natürliche Schutzschicht der Haut zu bewahren.
- Beugen Sie Dehnungsstreifen am Busen durch gelegentliche Handmassagen mit geeigneten Ölen vor. Tragen Sie hierbei ein unparfümiertes Massageöl (z. B. Freiöl®) auf und verteilen Sie es mit kleinen kreisenden Bewegungen vom Brustansatz zur vorderen Brust hin. Durch leichten Druck können Sie eine sanfte Dehnung des Unterhautfettgewebes bewirken. Sparen Sie den Bereich der Brustwarze aus.
- Verzichten Sie gelegentlich auf das Tragen eines BHs. Bedingt durch Ihre körperlichen Bewegungen reibt die Brustwarze dann an Ihrer Kleidung und kann sich so an die stärkere Beanspruchung durch das Saugen Ihres Kindes gewöhnen.
- Wenn Sie nicht auf den stützenden Effekt des BHs verzichten möchten, schneiden Sie ein kleines Stoffstück aus der Mitte des BH-Körbchens aus. Beim Tragen dieses BHs liegt Ihre Brustwarze frei und härtet sich so ebenfalls durch die Reibung an der Kleidung ab.

Verschiedene Brustwarzenformen Manche Brustwarzenformen können zu Problemen beim Stillen führen:

- **Flachwarzen** sind Brustwarzen, die bei Stimulation oder Kälte nicht hervorstehen oder sich nicht aufrichten.
- **Hohlwarzen** (Schlupfwarzen) sind Brustwarzen, die sich beim Zusammenpressen des Warzenhofes eher zurückziehen als hervorzustehen.

Sie können aber schon frühzeitig etwas tun, damit Ihr Baby später beim Stillen besser ansaugen kann. Sprechen Sie mit der Hebamme oder einer Stillberaterin über die Verwendung spezieller Stillhilfen wie etwa Brustwarzenformer, die Ihre Warzen bereits während der Schwangerschaft darauf »trainieren«, besser hervorzustehen. Bedenken Sie, dass sowohl das korrekte Anlegen unmittelbar nach der Geburt als auch das Vermeiden von künstlichen Saugern von großer Bedeutung für einen guten Stillstart sind.

Besondere Voraussetzungen

Wenn Sie dauerhaft Medikamente einnehmen, die auch nach der Entbindung notwendig sind, sollten Sie rechtzeitig mit Ihrem behandelnden Arzt abklären, ob das verordnete Mittel stillverträglich ist oder ob gegebenenfalls ein anderes Präparat gewählt werden kann. Falls Sie sich einer Brustoperation unterzogen haben, sollten Sie mit dem behandelnden Arzt besprechen, ob möglicherweise durchtrennte Milchgänge Schwierigkeiten beim Stillen erwarten lassen oder gar das Stillen an der operierten Brust völlig unmöglich ist.

Barbara

Ich habe meiner Hebamme von meinem Problem erzählt.

» *Als mein erstes Kind zur Welt kam, hatte ich viele Ängste, etwas falsch zu machen. So war es auch beim Stillbeginn. Zahlreiche neue Eindrücke und Erfahrungen prasselten auf mich ein. Außerdem waren da auch noch die vielen Verwandten und Bekannten, die mir stets das Gefühl gaben, sie wüssten besser als ich, was für mein Kind gut und richtig ist. Nach der Entlassung aus der Klinik hatte ich gute Vorsätze, die alle durch mein falsches Stillverhalten zunichtegemacht wurden. Mauro schrie ständig und ich hatte schon Probleme, ihn richtig anzulegen. Das ging so weit, dass meine Brustwarzen anfänglich bei jedem Stillen bluteten und ich starke Schmerzen hatte, wenn unser Sohn saugte. Jeder in meiner Umgebung wollte mir einreden, das Stillen wäre nichts für mich und Mauro. Wenn ich ihn mit Flaschennahrung füttern würde, wäre er sicherlich satt und das wäre bestimmt auch besser für mich. Nach zweimonatigem Kampf gab ich schließlich auf. Unser Sohn wurde danach mit Fertignahrung aus der Flasche ernährt, aber ich war sehr traurig, dass ich ihn nicht an meiner Brust ernähren konnte. Im Laufe meiner zweiten Schwangerschaft erzählte ich einer Stillberaterin von meinen Problemen während der ersten Stillbeziehung. Schnell stellte sich heraus, dass ich Schlupfwarzen hatte. Die Beraterin riet mir, bereits während der Schwangerschaft mit unserer Tochter Brustwarzenformer zu tragen. Ich benutzte das empfohlene Stillhilfsmittel sehr oft und hatte bald schon den Eindruck, dass meine Brustwarzen wie gewünscht hervortraten. Nachdem die Kleine geboren war, konnte sie ohne Probleme an meiner Brust saugen. Ich ernährte Julia ohne Schwierigkeiten sieben Monate lang mit Muttermilch, bis ich merkte, dass sie nicht mehr gestillt werden wollte. Dann stillte ich wehmütig ab, obwohl ich etwas enttäuscht darüber war, denn durch das Stillen hatte ich eine sehr enge Beziehung zu meinem Baby aufgebaut. Das wunderschöne Gefühl der innigen Nähe war leider auch diesmal für mich zu früh vorbei.* «

Wenige Anschaffungen

Das Stillen ist mit Sicherheit nicht nur die gesündeste, sondern auch die kostengünstigste Möglichkeit, Ihr Kind zu ernähren. Ich empfehle Ihnen die Anschaffung einiger weniger Dinge:

- **Still-BH** Bei Still-BHs können die Cups zum Stillen des Babys einfach und bequem mit einer Hand geöffnet werden. Wenn Sie ein sportlicheres Modell bevorzugen, sind Sie mit einem Still-Bustier gut beraten. Viele Frauen tragen gerne bereits während der Schwangerschaft elastische Still-BHs, da sie sich gut den wachsenden Brüsten anpassen.
- **Stilleinlagen** benötigen Sie, um nach dem Stillen eventuell noch austretende Milch aufzufangen. Dabei können Sie zwischen verschiedenen Materialien wählen.
- **Waschbare Stilleinlagen** sind nach dem Trocknen sofort wieder einsatzbereit. Diese Stilleinlagen aus Naturmaterialien sind langfristig gesehen billiger als Einweg-Stilleinlagen und außerdem umweltfreundlicher. Gut bewährt haben sich waschbare Einlagen aus einem Wolle/Seide-Gemisch, aus Baumwolle oder aus Baumwolle/Mikrofaser:
- **Stilleinlagen aus Wolle/Seide** sind sehr empfehlenswert, weil sie dazu beitragen, das Wundwerden der Warze zu verhindern bzw. bereits wunde Warzen abheilen zu lassen. Wolle besitzt die Eigenschaft, viel Feuchtigkeit aufzusaugen. Diese Stilleinlagen sollten vorsichtig von Hand gewaschen und schonend getrocknet werden.
- **Stilleinlagen aus Baumwolle** sind durch ihr hitzebeständiges Naturmaterial bis mindestens 60 Grad in der Waschmaschine waschbar und gut luftdurchlässig.
- **Stilleinlagen aus Baumwolle/Mikrofaser** verhindern durch ihre wasserdichte Außenschicht ein Durchnässen der Kleidung. Beim Benutzen dieser Stilleinlagen ist zu beachten, dass die Baumwollfaser dem Körper zugewandt getragen werden muss.
- **Einweg-Stilleinlagen** lassen sich durch ihre meist dünne Qualität kaum sichtbar unter der Kleidung tragen. Einige dieser Produkte können durch einen Klebestreifen befestigt werden, was ein Verrutschen verhindert. Für eine schnelle und hygienische Entnahme sind diese Stilleinlagen oftmals einzeln verpackt und können bequem für unterwegs mitgenommen werden.
- **Stillkissen:** Die Verwendung eines Stillkissens empfinden viele Frauen als praktisch, weil das Baby dadurch bei der Stillmahlzeit eine korrekte, sichere und stabile Position in idealer Höhe zur Brust einhalten kann. Währenddessen kann die Mutter selbst in bequemer Haltung sitzen oder liegen. Stillkissen können aus verschiedenen Materialien bestehen, und sind in vielen Farben und Designs erhältlich. Um das richtige Modell zu finden, rate ich Ihnen, vor dem Kauf einige zu testen. Ihre Hebamme oder eine stillerfahrene Bekannte wird Ihnen sicherlich gerne dabei helfen, die idealen Stillpositionen zu finden.

Auch Ihr Baby bereitet sich vor

Nicht nur Sie, auch Ihr Baby bereitet sich auf das Stillen vor. Ein gesundes ausgereiftes Neugeborenes bringt alle Voraussetzungen für das Stillen bereits mit. Dazu gehören Sehen, Schmecken, Riechen und Fühlen. Schon im Mutterleib entwickeln sich eine Reihe von Fähigkeiten, die das Baby zum Trinken an der Mutterbrust braucht:

Der Suchreflex Wenn Wange oder Lippen des hungrigen Neugeborenen die Brust berühren, beginnt das Kind nach der Brustwarze zu suchen. Ihr Baby orientiert sich an der Wärme und am Geruch der mütterlichen Brust.

Der Saugreflex Kommen die Lippen des Säuglings mit der Brustwarze in Kontakt, öffnet das Baby seinen Mund und saugt die Brustwarze und den Warzenhof tief in die Mundhöhle ein. Dabei streicht es die Milchgänge mit seiner Zunge aus. Saugbewegungen sind aber nicht unbedingt immer ein Hungersignal. Säuglinge saugen z. B. auch an ihren Händchen, wenn sie müde sind oder weil sie diese kennenlernen wollen.

Der Schluckreflex Auch der Schluckreflex ist bei der Geburt bestens trainiert und mit den Saug- und Atembewegungen abgestimmt. Säuglinge sind fähig, gleichzeitig zu saugen und zu schlucken sowie durch die Nase zu atmen. Dies wird bereits ab dem zweiten Lebensjahr nicht mehr möglich sein.

Bereits im Mutterleib übt Ihr Kind das Saugen (Ultraschallaufnahme 21. Woche)

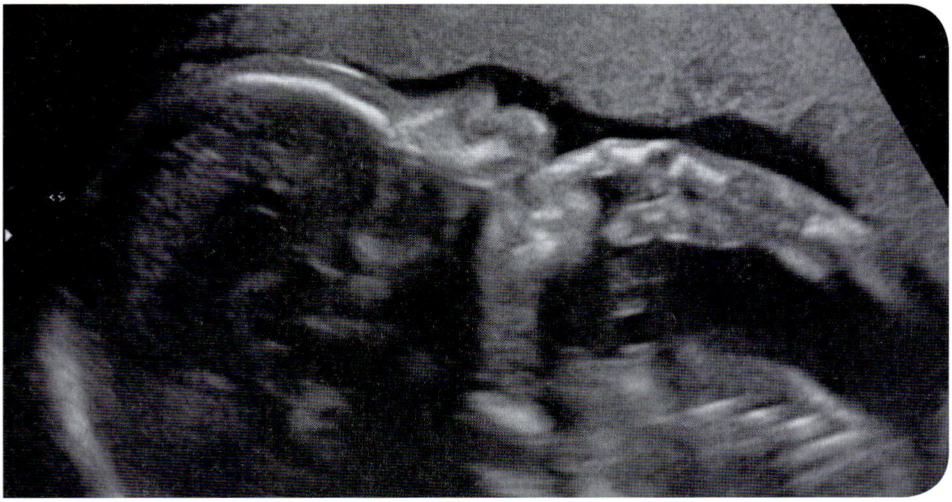

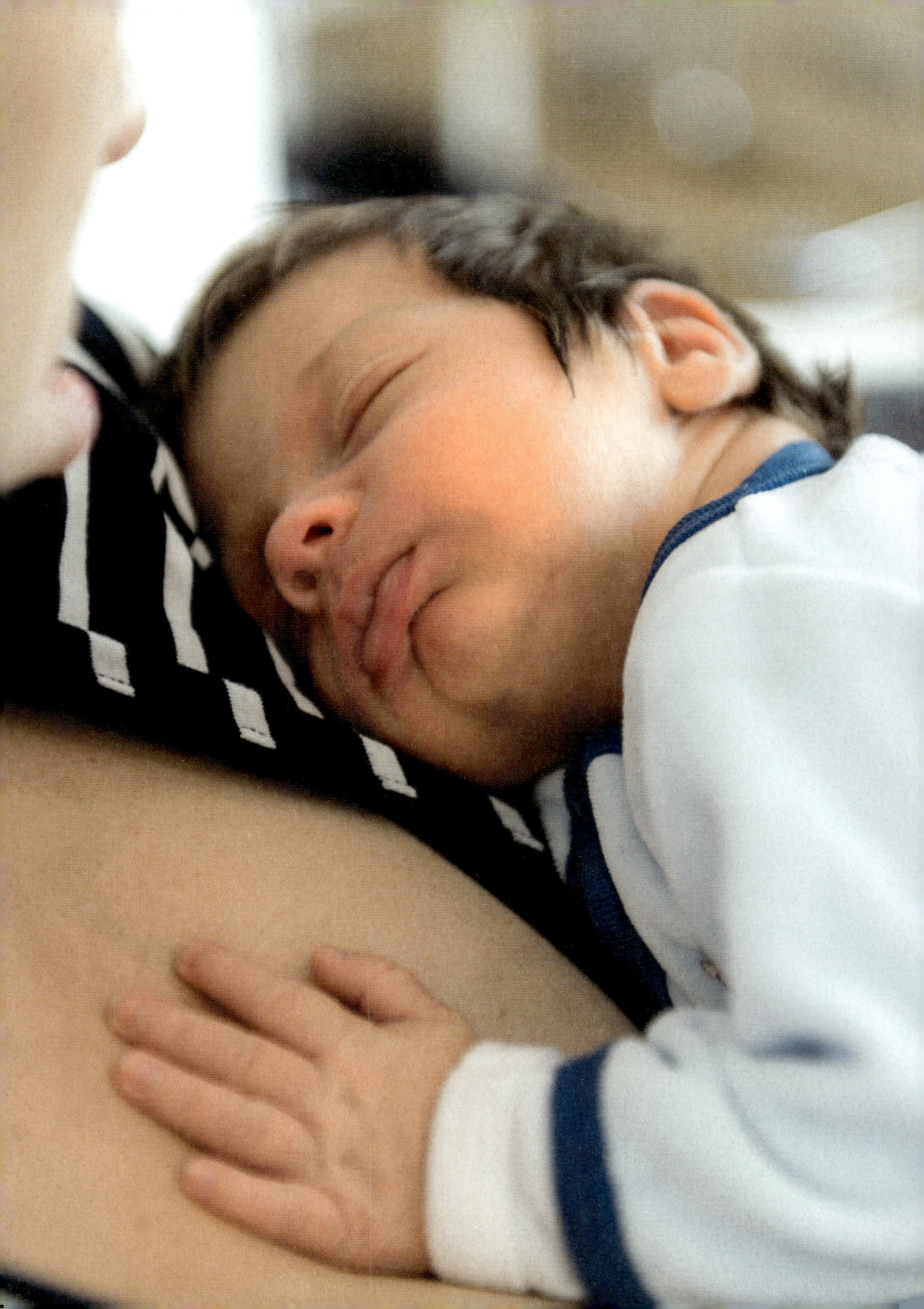

Der Stillbeginn

Nun ist die Zeit gekommen, auf die Sie viele Monate sehnsüchtig gewartet haben. Ihr Kind ist geboren und Sie können seine Nähe genießen.

Die ersten Stunden und Tage

Unvergessliche Momente des Glücks und der Dankbarkeit werden Sie berühren. Mit all Ihren Sinnen möchten Sie Ihr Baby wahrnehmen und ihm Ihre ganze Liebe geben.

Wenn Ihr Kind gesund und ausgereift zur Welt kam und die ersten Anstrengungen der Geburt vorüber sind, werden Sie es sicherlich überglücklich in den Armen halten. Die ersten gemeinsamen Augenblicke sind eine sehr prägende Zeit für die Mutter-Kind-Beziehung. Körperlich voneinander getrennt beginnt nun zwischen Ihnen beiden eine Verbindung auf einer völlig neuen Ebene.

Innige Kontaktaufnahme ermöglichen

Wenn Sie Ihr Baby nach der Geburt in aller Ruhe in Empfang nehmen, findet zwischen Ihnen beiden eine innige Kontaktaufnahme mit allen Sinnen statt. Sie können es sehen, riechen, hören, streicheln und liebkosen. Auch das Stillen ist in diesen ersten bedeutenden Momenten ein wichtiger und zugleich einzigartig schöner Teil des Kennenlernens. Da in den ersten beiden Lebensstunden die Saugbereitschaft neugeborener Babys besonders groß ist, rate ich Ihnen, Ihr Kind so bald wie möglich an Ihrer Brust saugen zu lassen.

Warm zugedeckt auf Ihrem Körper liegend spürt das Neugeborene das Bedürfnis zu saugen und beginnt instinktiv nach Ihrer Brust zu suchen. Mit vielen Signalen seiner Körpersprache drückt es sein Verlangen aus. Die meisten Babys brauchen 20 bis 30 Minuten, ehe sie die Brust ihrer Mutter mit ihrem kleinen Mund entdecken. Vielleicht beginnt Ihr Kind erst einmal an Ihrer Brust zu lecken, bis es bald danach versuchen wird, die Brustwarze in den Mund zu nehmen, um daran zu saugen.

Katja

Wir sahen nicht mehr auf die Uhr

» *Meine erste Schwangerschaft, eine der schönsten und intensivsten Zeiten meines Lebens, nutzte ich, um mich mit den Themen Stillen, Ernährung und Pflege so intensiv auseinanderzusetzen, als hätte ich ein »Diplom« abzulegen. Katharina kam durch eine unkomplizierte Spontangeburt zur Welt und innerhalb ihrer ersten Lebensstunde konnte ich unsere kleine Tochter an die Brust anlegen.*

Sie saugen zu spüren war genauso schön, wie ich es mir immer vorstellte. Eigentlich hätte ich sie gerne länger trinken lassen als jeweils fünf Minuten an jeder Seite, wie ich es gelesen hatte, aber ich hielt mich an die Angaben in meiner Stilllektüre. Als ich unser kleines Mädchen während dieser ersten Stillmahlzeit von der Brust löste, weinte sie und ließ sich erst beruhigen, nachdem sie an meinem Finger saugen durfte.

Während der nächsten Tage wollte Katharina alle zwei Stunden am Tag und in der Nacht trinken, wobei ich mich jedes Mal an die Zeitangabe »etwa fünf Minuten an jeder Brust« hielt. Den Milcheinschuss spürte ich kaum, meine Brüste waren immer gleich wieder ›leer‹. Im Nachhinein denke ich jedoch, es wäre besser gewesen, wenn ich die Kleine länger hätte saugen lassen. Dann wäre uns vielleicht so manches nächtliche Babygeschrei erspart geblieben. Stattdessen stillte ich sie tagelang wie gewohnt fünf bis maximal zehn Minuten auf jeder Seite pro Mahlzeit. Viele patschnasse Babywindeln schienen für mich der Beweis zu sein, dass Katharina ausreichend Flüssigkeit zu sich nahm. Irgendwann wurde mir bewusst, dass unser Baby bei den kurzen Stillmahlzeiten immer nur die kalorienärmere Vordermilch bekommt, von der sie nie völlig satt werden konnte. Von da an hörte ich auf mein Bauchgefühl und ließ Katharina mindestens eine halbe Stunde pro Mahlzeit – abends sogar noch viel länger – trinken. Nun entwickelte sich unser Baby zu einem ausgesprochen ruhigen und zufriedenen Stillkind.

Unsere zweite Tochter protestierte unmittelbar nach der Geburt einige Minuten lang heftig, bevor unsere Hebamme sie auf meinen Bauch legte und wir innig miteinander kuscheln konnten. Sofort öffnete sie ihren kleinen Mund, der nach meiner Brust suchte. Kurz darauf war ausreichend viel vom Warzenvorhof in ihrem Mund und sie begann kräftig zu saugen. Nach den Erfahrungen, die wir mit unserer ersten Tochter gemacht hatten, beendeten wir die Stillmahlzeit erst nach einer halben Stunde. Unsere Kleine trank daheim ganz genüsslich und langsam, immer nur ein paar Schlucke, dann legte sie wieder eine kleine Pause ein. Sie trank pro Mahlzeit eine halbe bis eine Stunde lang an der Brust und verlangte nach einem kurzen erschöpften Schlummern noch einen kleinen Nachschlag. Dieses Stillverhalten behielt sie lange Zeit bei.

Unsere dritte Tochter, ein kleines Überraschungsbaby, legte ich kurz nach der Geburt zum ersten Mal an und sie saugte total begeistert und kräftig an meiner Brust. Diese allererste Stillmahlzeit mit Kristina konnte ich sehr genießen und weder mein Mann noch ich kamen auf die Idee, dabei auf die Uhr zu schauen. Wir kuschelten noch lange zusammen auf dem Kreißbett – niemand hatte es eilig. «

Startschwierigkeiten gekonnt vermeiden

In den ersten beiden Stunden nach der Entbindung erreicht der natürliche Saugreflex neugeborener Kinder seinen Höhepunkt. Wenn Ihr Baby in dieser sensiblen Phase nach der Geburt ungestört und geduldig an Ihrer Brust verweilen und saugen kann, lassen sich viele Startschwierigkeiten beim Stillen vermeiden. Wahrscheinlich hat Ihr Baby noch keinen richtigen Hunger. Das erste lustvolle Nuckeln und Saugen an Ihrer Brust gehört eher zum intimen Begrüßungsritual. Die Wärme Ihrer Haut, die Weichheit Ihrer Brust, Ihr vertrauter Herzschlag und Ihre zärtlichen Berührungen geben Ihrem Kind etwas von der Geborgenheit zurück, die es lange Zeit im Mutterleib umgab.

Was geschieht jetzt in Ihrem Körper?

Durch das Saugen Ihres Babys an der Brust erhält Ihr Gehirn das Signal, zwei Hormone freizusetzen, die die Milchbildung und die Milchabgabe regeln.

- **Prolaktin** regt die Milchbildung an. Je häufiger Ihr Baby an der Brust saugt, umso mehr Milch wird produziert.
- **Oxytocin** veranlasst, dass sich die Muskelzellen der Brust und die Milchbläschen kräftig zusammenziehen und die Milch dabei aus Ihrer Brust gepresst wird. Dieses Zusammenziehen, das man u. a. auch als Milchspendereflex oder Let-down-Reflex bezeichnet, können Sie als leichtes Ziehen oder Kribbeln in der Brust spüren.

Ihr Baby, das in den ersten Stunden nach seiner Geburt »gekonnt« an Ihrer Brust

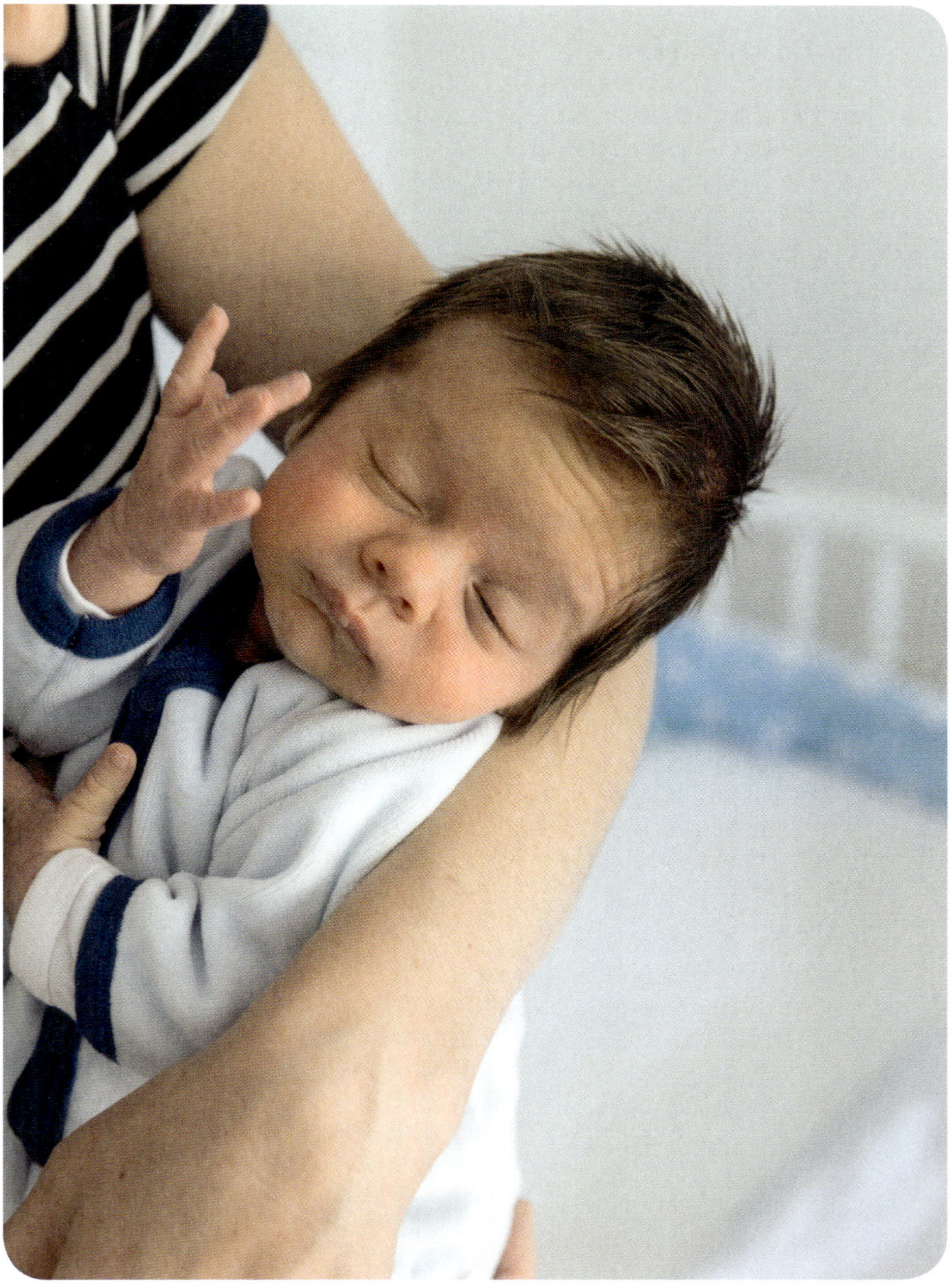

saugt, erhält bei jedem Anlegen die für den kleinen Körper äußerst wichtige Vormilch. Die Vormilch enthält sehr wertvolle Abwehrstoffe (Immunglobuline), die den Magen-Darm-Trakt des neugeborenen Kindes mit einem Schutzfilm auskleiden. Diese frühe Milch verhilft Ihrem Baby, den ersten Stuhlgang (= das Mekonium) schneller auszuscheiden.

Wenn der Start trotzdem etwas schwierig ist

Beachten Sie beim Stillen die Signale Ihres Kindes und lassen Sie sich von diesen leiten. Bleiben Sie geduldig, auch wenn Ihr Kind bereits nach wenigen Minuten einschläft und sein Mund die Brustwarze wieder loslässt. Denn schon der innige Körperkontakt zwischen Ihnen beiden ist von großer Bedeutung. Sicherlich wird Ihr Baby bereits kurze Zeit später wieder wach genug sein, um Ihre Brust erneut zu suchen. Gönnen Sie Ihrem Kleinen die kurzen Pausen, denn das Trinken ist für ein Neugeborenes eine anstrengende Tätigkeit. Lassen Sie Ihr Baby dann weitertrinken, wenn es sich erholt hat.

Verzweifeln Sie nicht, falls Ihr Baby zunächst wenig intensiv saugt. Vielleicht gehört es zu denjenigen Neugeborenen, deren Saugreflexe erst am zweiten Lebenstag hinreichend ausgeprägt sind. Bleiben Sie gelassen und bieten Sie Ihrem Baby immer wieder die Brust an. Beharrlichkeit und Geduld werden für Sie dabei hilfreiche Wegbereiter sein.

Wenn Sie frieren, scheuen Sie sich nicht, um eine wärmende Decke zu bitten, denn wohlige Wärme ist für das entspannte Stillen von großer Bedeutung.

Falls Ihnen während der Entbindung starke Medikamente verabreicht wurden, kann es sein, dass sowohl Sie als auch Ihr Kind zu müde sind, um geduldig zu stillen. Möglicherweise muss Ihr Kind aber auch sofort ärztlich versorgt oder gar auf eine andere Station verlegt werden. Ist das Anlegen unmittelbar nach der Entbindung aus diesen oder anderen Gründen nicht möglich, seien Sie nicht allzu sehr enttäuscht. Holen Sie es einfach so bald wie möglich nach!

Vielleicht möchte aber auch der Vater Ihres Babys versuchen, die entstehende Lücke zu füllen. Wenn es Ihnen nicht vergönnt ist, direkt nach der Entbindung mit dem Neugeborenen zu schmusen und es

Oxytocin wirkt auch auf die Gebärmutter

Das Hormon Oxytocin bewirkt auch, dass sich unmittelbar nach der Entbindung Ihre Gebärmutter zusammenzieht und sich die Plazenta ablöst. Fehlt die Einwirkung dieses Stillhormons, weil Sie Ihr Kind nicht anlegen, verzögern sich die Rückbildung der Gebärmutter und das Ausscheiden des Wochenflusses.

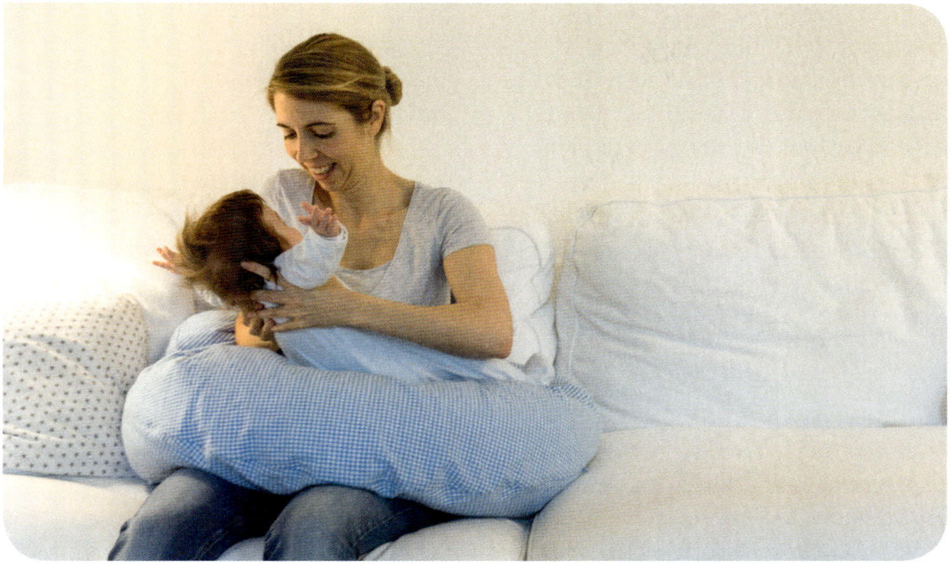

Suchen Sie sich einen gemütlichen Ort zum Stillen.

Mit einem Kissen finden Sie leicht eine Position, die für Sie und Ihr Baby bequem ist.

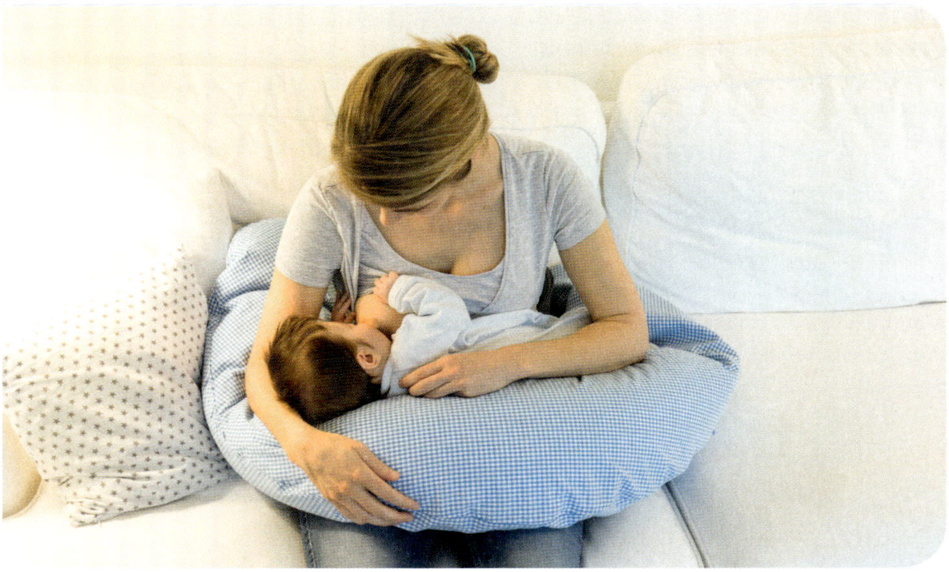

zu stillen, kann Ihr Partner ganz nahe bei Ihnen sein und Ihnen innige Zuwendung entgegenbringen. Wenn er dabei Ihre Brustwarzen zärtlich streichelt, kann er gewissermaßen den Reiz, den Ihr Baby nicht auslösen kann, ersetzen. Auch seine liebevollen Berührungen können die Hormonausschüttung auslösen, die die unmittelbare Rückbildung oder das Anregen der Milchbildung bewirken.

24 Stunden Rooming-in

Nicht nur durch das kindliche Saugen an Ihrer Brust wird bei Ihnen die für die Milchbildung notwendige Hormonproduktion angeregt. Auch die körperliche Nähe zu Ihrem Baby, sein Anblick, sein Geruch, das Hören seiner Stimme und der intensive Hautkontakt mit ihm stimulieren Ihre Stillreflexe. Unter anderem hat diese Erkenntnis dazu beigetragen, dass in Geburtskliniken das »Rooming-in«-System eingeführt wurde, das Müttern ein enges Beisammensein mit ihrem Baby rund um die Uhr ermöglicht.

Wenn Sie von Anfang an ununterbrochen bei Ihrem Kind sein können, werden Sie die Signale, mit denen es sich verständlich macht, schnell erkennen. Sie entdecken dabei seine Eigenheiten beim Aussenden dieser Zeichen und können entsprechend darauf reagieren. Dies wird Ihnen eine gewisse Sicherheit im Umgang mit Ihrem Baby bieten. Viele Babys äußern ihre Hungergefühle anfänglich durch leichte Sauggeräusche, andere mit einer gewissen Unruhe. Möglicherweise gehört Ihr Baby aber auch zu den Säuglingen, die sich ohne vorherige sanfte Signale gleich durch heftiges und lautes Weinen bemerkbar machen. Jedoch bedeutet nicht jedes Weinen gleich, dass Ihr Baby hungrig ist. Vielleicht haben seine Unmutsäußerungen eine andere Ursache. Denn bei den meisten Babys klingt das Weinen vor Hunger nicht genauso wie das Weinen bei sonstigem Unwohlsein oder gar bei Schmerzen. In der Geburtsklinik haben Sie unter der Obhut des Pflegepersonals die Gelegenheit zu lernen, wie Sie mit dem noch unregelmäßigen Nahrungsrhythmus Ihres Babys umgehen können. Die Hebammen und die Schwestern sind sicherlich gerne bereit, Sie so oft wie nötig beim Anlegen zu unterstützen.

Stillen Sie Ihr Kind nach Bedarf!

Achten Sie auf die ersten Saugzeichen Ihres Babys und legen Sie es so oft wie möglich an, bevor es vor Hunger weint. Dadurch lässt sich vermeiden, dass es hektisch und ungeduldig reagiert. Stellen Sie sich darauf ein, dass sich Ihr Kind vielleicht alle zwei Stunden – manchmal häufiger, manchmal seltener – bemerkbar macht. Auf alle Fälle sollten Sie Ihr Baby in 24 Stunden mindestens acht- bis zwölfmal anlegen. Je häufiger Sie stillen, desto problemloser und schneller kommt die Milchbildung in Gang.

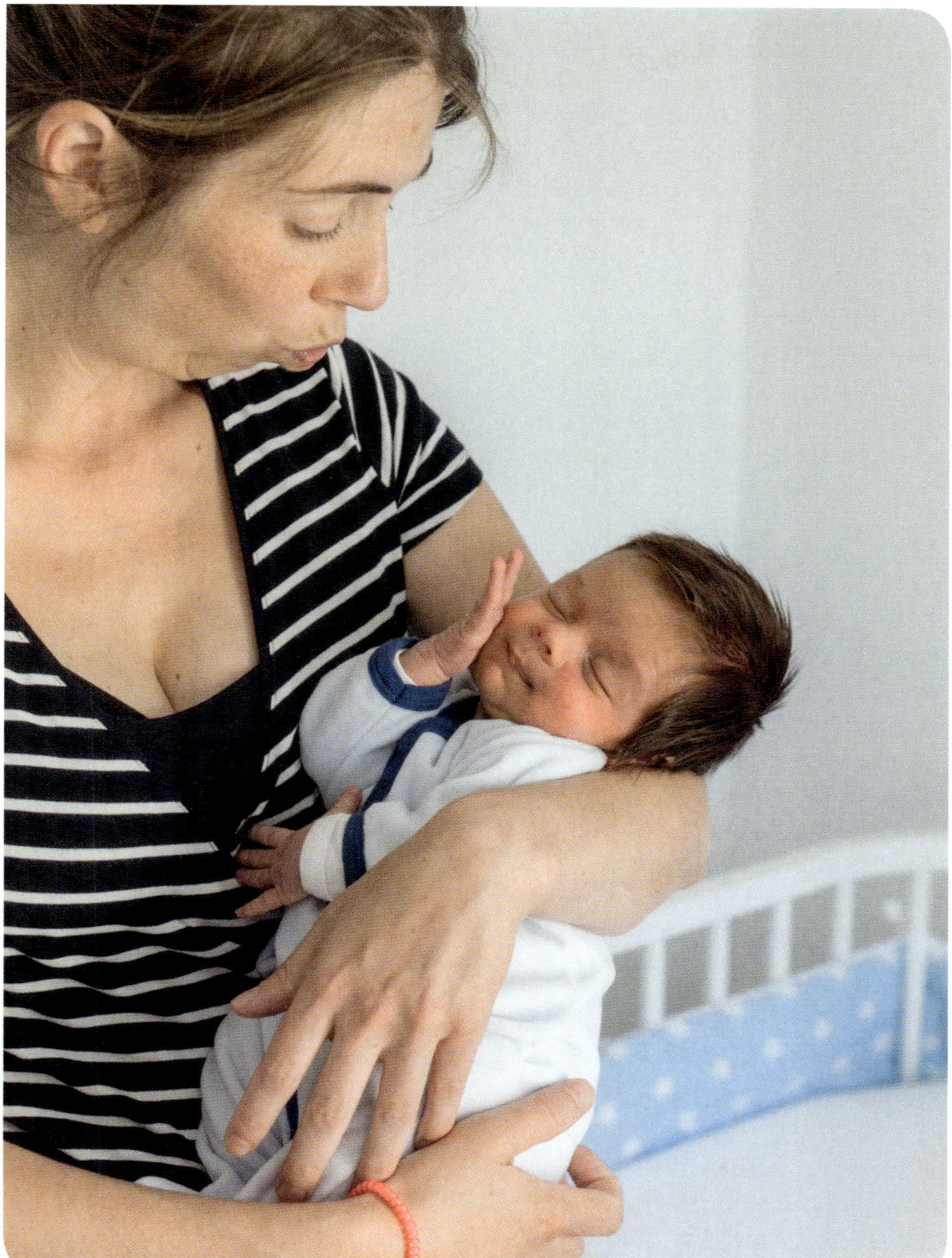

Noch vor wenigen Jahren wurde das Stillen im vierstündigen Rhythmus befürwortet. Dies führte dazu, dass sehr viele Mütter schon mit Stillschwierigkeiten aus der Klinik entlassen wurden und bereits innerhalb der ersten Lebenswochen ihres Babys abstillten.

Mein Kind nimmt nicht zu!

Manche Mütter sind besorgt, weil in den ersten Tagen nach der Geburt nur sehr wenig Kolostrum fließt und ihr Kind an Gewicht verliert. In der Regel müssen Sie sich darüber keine Sorgen machen. Grund für diesen Gewichtsverlust ist normalerweise lediglich das reichliche Ausscheiden von Gewebeflüssigkeit, während Ihr Kind gleichzeitig aber nur wenige Milliliter wertvolles Kolostrum trinkt. Ein Gewichtsverlust bis zu 10 Prozent des Geburtsgewichtes ist durchaus normal und wird in der Medizin als unbedenklich eingestuft. Gesunde, reif geborene Babys haben einen natürlichen Nahrungsvorrat angelegt, mit dem sie die ersten beiden Tage trotz der äußerst geringen Nahrungsmengen überbrücken können.

Verschiedene Stillpositionen

Mit ein wenig Übung werden Sie bald in der Lage sein, Ihr Kind in verschiedenen Positionen stillen zu können. Welche der nachfolgend beschriebenen Stillhaltungen für Sie und Ihr Baby geeignet sind, können Sie situationsabhängig selbst entscheiden. Bemühen Sie sich stets um eine bequeme Haltung. Benutzen Sie eine ausreichende Anzahl von Kissen – alternativ ein Stillkissen, zusammengerollte Handtücher oder eine Nackenrolle –, um sich effektiv abzustützen. Besonders während der ersten Wochen ist es wichtig, mehrmals zwischen den einzelnen Positionen zu wechseln, denn durch die unterschiedlichen Anlegepositionen wird der Druck des kindlichen Kiefers beim Saugen auf verschiedene Bereiche der Brustwarze verlagert. Hierdurch können das Wundwerden der Brustwarzen oder Stauungen in den Milchgängen verhindert werden. Der Kopf Ihres Kindes sollte nicht überdehnt oder nach der Seite gedreht sein, da das Schlucken der Milch ansonsten beschwerlich ist. Achten Sie darauf, dass das Ohr, die Schulter und die Hüfte Ihres Babys beim Stillen eine gerade Linie bilden. Die Brustwarze, an der das Kind saugen soll, muss genau vor seinem Mund liegen.

Die Wiegeposition Halten Sie beim Wiegegriff Ihr Baby so, dass sein Körper seitlich vor Ihnen liegt und der Bauch Ihres Kindes Ihren Bauch berührt. Sein Köpfchen ruht während des Stillens bequem auf Ihrem Unterarm (evtl. in Ihrer Armbeuge), wobei dieser auch den kleinen Rücken hält. Ihre Hand stützt währenddessen Babys Po und/oder seinen Oberschenkel. Schieben Sie den unteren Arm des Kindes so unter Ihrem Arm vorbei, dass er an Ihrer Taille vorbeiführt.

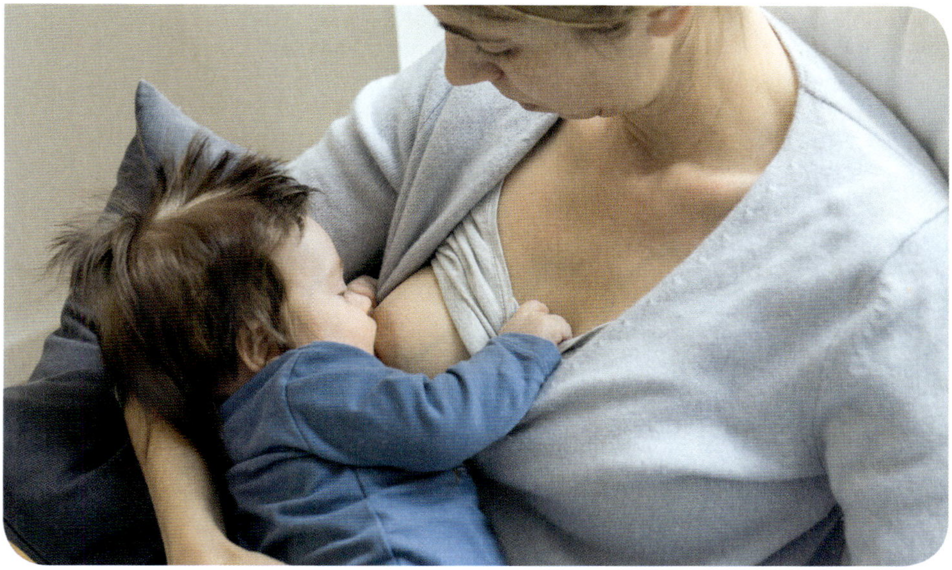

Die Wiegeposition

Die modifizierte Wiegeposition

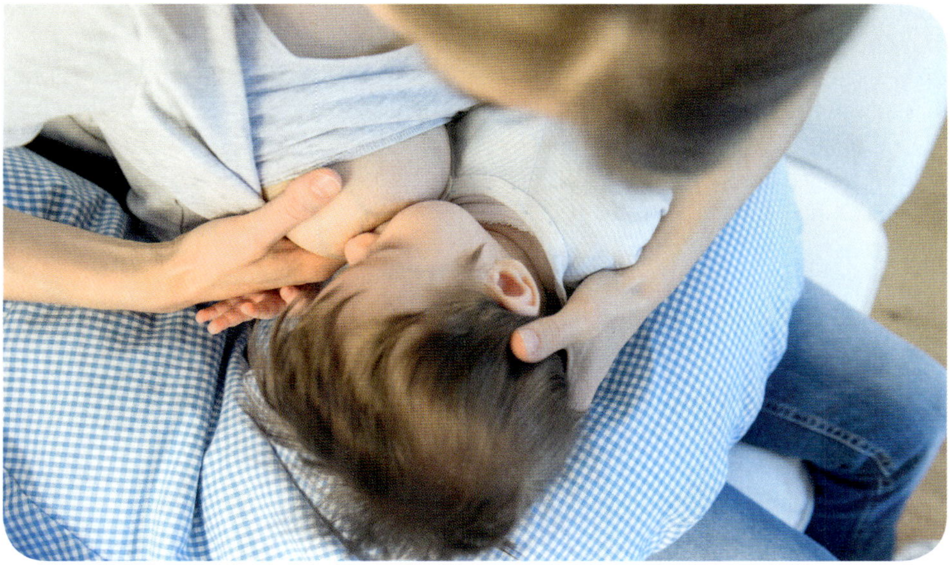

Modifizierte Wiegeposition Vielleicht ist es Ihnen eine Erleichterung, wenn Sie Ihrem Baby mit der freien Hand die Brust im C-Griff reichen. Hierbei sollten vier Finger Ihrer Hand unterhalb der Brust liegen. Der Daumen der gleichen Hand liegt, ohne Druck auf die Brust auszuüben, etwa drei bis vier Zentimeter vom Warzenhof entfernt auf der oberen Seite Ihrer Brust.

Die Footballposition Bringen Sie Ihr Baby unter Ihrem Arm auf derselben Seite, auf der Sie stillen wollen, in die richtige Ausgangslage. Dabei ist das Gesichtchen Ihres Kindes der Brust zugewandt, während seine Füße in Richtung Ihres Rückens zeigen. In dieser Stillposition liegt der Körper des Babys entlang Ihrer Körperseite, sodass der kleine Bauch Ihre Hüfte berührt. Das Köpfchen des Kindes liegt in Ihrer Hand, der Rücken wird durch Ihren Unterarm gestützt. In der Footballposition gelingt es Frauen mit sehr großen Brüsten oftmals besser, ihr Baby zu halten und es während des Stillens anzuschauen. Zwillingsmütter bevorzugen häufig diese Position, wenn sie beide Kinder gleichzeitig stillen.

Die Footballposition ist besonders geeignet, wenn sich durch einen Milchstau im äußeren Bereich der Brust verhärtete Stellen gebildet haben. Diese Stellen der Brust werden dann durch die Unterkieferbewegungen des Kindes intensiv ausgestrichen.

Bitte beachten Sie beim Anlegen in der Wiege- und Footballposition, dass Sie aufrecht sitzen und Ihren Rücken anlehnen. Das Abstützen Ihrer Unterarme auf einem Kissen oder einer Stuhllehne sowie das Abstützen Ihrer Füße auf einem Schemel, einem niedrigen Tisch oder einer anderen Erhöhung werden Ihnen eine bequemere Stillhaltung ermöglichen und verhindern, dass der Körper Ihres Babys beim Stillen nach unten gleitet.

Stillen im Liegen Beim Stillen in Seitenlage sind einige Kissen zur Stütze Ihres Rückens sehr geeignet. Auch ein Kissen zwischen Kopf und Schulter und eines zwischen Ihren angewinkelten Knien erhöht die Bequemlichkeit. Ziehen Sie den Körper Ihres Babys hierbei dicht zu sich heran und stützen Sie sein Köpfchen mit Ihrem unten liegenden Arm. Alternativ können Sie den Kopf Ihres Kindes auch mit Ihrem oben liegenden Arm oder mit der Hand halten. Dazu lagern Sie Ihren unteren Arm unter Ihrem eigenen Kopf. Achten Sie bitte darauf, dass Ihr Baby sich nicht nach Ihrer Brust strecken muss und Sie sich nicht nach vorne lehnen.

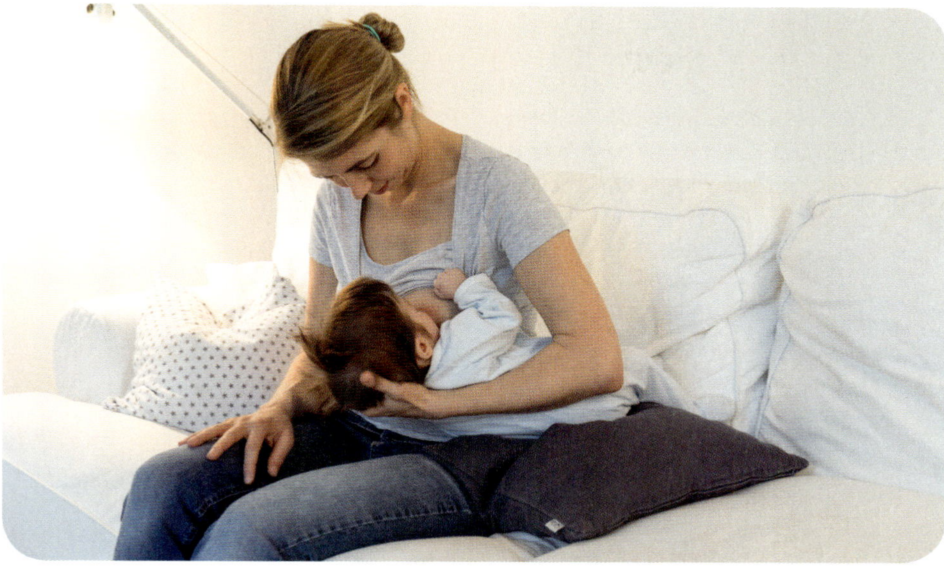

Die Footballposition

Stillen im Liegen

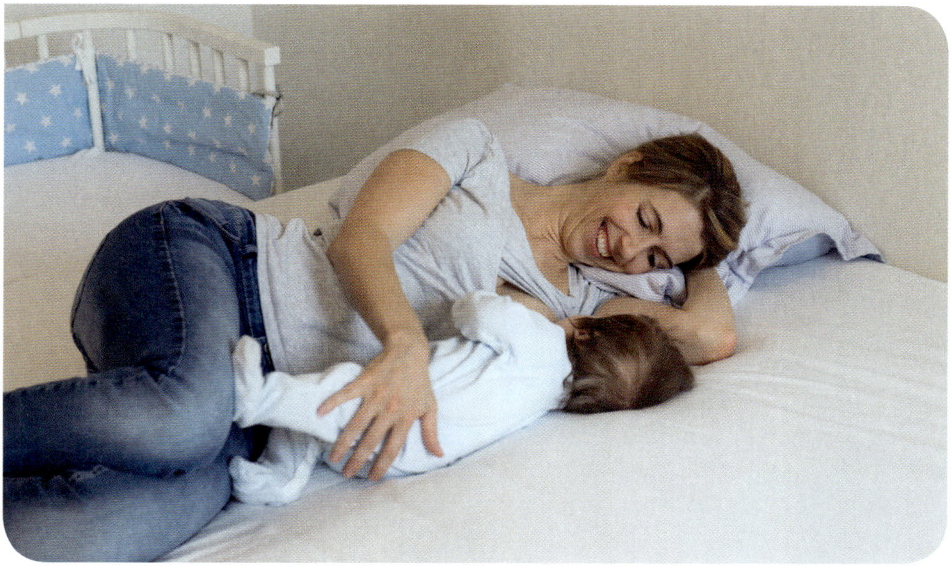

Cordula

Die Footballposition war die Lösung

» Obwohl meine zweite Tochter Angela zu früh geboren wurde, war sie nach der Kaiserschnittgeburt von Anfang an recht fit. Allerdings konnte unsere Kleine nicht aus meiner Brust trinken, da sie den Mund nicht richtig öffnete. So pumpte ich meine Milch notgedrungen ab und die Säuglingsschwestern reichten sie unserer Tochter mit der Flasche. Zusätzlich versuchte ich sie auch immer wieder anzulegen, was manchmal gelang. Vor allem nachts hatten wir damit öfter Erfolge, denn die Kleine brauchte viel Ruhe dazu, die wir tagsüber in der Klinik nicht hatten. Am dritten Tag wollte das Anlegen wieder nicht gelingen. Ich rief meine Hebamme an, die sofort zu uns kam und mir zeigte, wie ich Angela in der Footballhaltung anlegen konnte, während ich meine Brust zeitgleich im C-Griff stützte. Mit dieser Technik war ein problemloses Stillen nun wieder möglich, und wir konnten seitdem gänzlich auf die Fütterung mit der Flasche verzichten. «

Stillen im »Hoppe-Reiter-Sitz« Setzen Sie hierbei Ihr Baby so auf Ihren Schoß, dass seine Beine rechts und links Ihre Hüften berühren und Sie ihm ins Gesicht schauen können. Bei sehr kleinen Neugeborenen ist es notwendig, ein Kissen unter den Babypo zu schieben, um den kindlichen Mund auf gleiche Höhe mit Ihrer Brustwarze zu bringen. Mütter, die einen sehr starken Milchspendereflex haben und deren Baby

Nach einem Kaiserschnitt oder schweren Geburten

Viele Mütter bevorzugen die liegende Stillposition, wenn sie sich von einem Kaiserschnitt oder einer schweren Geburt erholen müssen. Überdies kann das nächtliche Stillen im Bett auf diese Weise erheblich angenehmer werden. Auch wenn Sie nach der Geburt unter Schmerzen leiden, die durch einen Dammschnitt oder Dammriss verursacht wurden, ist das Stillen im Liegen meist die angenehmste Position. Falls Ihnen jedoch in dieser Situation das Stillen im Sitzen trotzdem angenehmer ist, bietet es sich an, eine »halbe« Schneidersitzhaltung einzunehmen. Hierbei liegt einer Ihrer Füße unter dem Oberschenkel Ihres anderen Beines.

es schwer hat, mit dem heftigen Milchfluss zurechtzukommen, wählen oftmals diese Stillposition, da das Kind hierbei in sitzender Position trinken kann. Die Gefahr des Verschluckens wird so gemindert.

Rücklingsstillen In dieser Position, in der Sie auf dem Rücken liegend stillen und Ihren Kopf sowie evtl. auch Ihre Schultern mit Kissen abstützen, liegt Ihr Baby bäuchlings auf Ihrem Bauch. Die Milch fließt dann während des Stillens gegen die Schwerkraft aus Ihrem Körper, was Ihrem Kind ebenfalls helfen kann, mit einem zu starken Milchspendereflex umzugehen.

Stillen im Stehen Manchmal lässt sich ein weinendes Kind nur durch Herumtragen beruhigen. Sobald die Mutter sich wieder hinsetzt, beginnt es jedoch erneut unruhig zu werden. Sie können Ihr Kind in diesem Falle auch stehend stillen. Häufig tolerieren die saugenden Babys das Weitertrinken bei der sitzenden Mutter, nachdem sie vorher einige Minuten lang im Stehen gestillt wurden. Möglicherweise wird Ihr Baby auch ruhiger, wenn Sie ihm sanft vorsingen. Dies kann auch bei Ihnen zur Gelöstheit beitragen.

Vierfüßlerstand Mitunter befindet sich der Milchstau aber an einer Stelle Ihrer Brust, an der es Ihnen mit den vorher beschriebenen Stillhaltungen nicht gelingen kann, den Unterkiefer zum Milchstau hinzeigend zu positionieren. In diesem Fall empfehle ich Ihnen, Ihr Kind im Vierfüßlerstand zu stillen.

Knien Sie sich über Ihr auf dem Rücken liegendes Kind. Stützen Sie Ihren Oberkörper über dem Baby ab, damit es Ihre nach unten gerichtete Brust entleeren kann. Die meisten Kinder, die in dieser Position gestillt werden, liegen auf dem Boden, der mit einer Unterlage (Teppich, Badehandtuch, Yogamatte) abgedeckt ist.

Sofern die Matratze Ihres Elternbettes recht hart ist, kann auch die Mitte der Matratze sehr gut dazu genutzt werden, um Ihrem Kind in der erwähnten Haltung die Brust anzubieten.

Die besten Tricks für den Stillbeginn

Durch ganz einfache (aber vielleicht nicht immer naheliegende) Maßnahmen können Sie sich und Ihrem Baby das Stillen sehr erleichtern.

Sitze ich bequem?

Um die Stillmahlzeit genießen zu können, sollten Sie sich vorher optimale Rahmenbedingungen schaffen. Dazu gehört es nicht nur, einen geeigneten Platz auszuwählen, sondern ebenso, darauf zu achten, dass Sie auch für sich selbst eine bequeme Position finden. Um beim Stillen im Sitzen entspannt bleiben zu können, ist es wichtig, dass Sie eine angenehme Position innehaben. Wenn Sie auf einem Sessel oder auf einem Stuhl stillen, ist es hilfreich, Ihre Arme auf einer Lehne ablegen und Ihren Kopf an ein hohes Rückenteil anlehnen zu können. Die Füße bequem auf einem kleinen Fußschemel abzustellen ist vor allem für kleinere Frauen günstig. Beim aufrechten Stillen im Bett erhöht es die Bequemlichkeit, wenn man sich auch hier den Rücken gut abstützt und darüber hinaus noch eine geeignete Rolle unter die Kniekehlen schiebt. (Sofern keine handelsübliche Rolle zur Verfügung steht, reicht auch eine zusammengerollte kleine Decke oder ein großes Handtuch aus.) Ein hochwertiges Stillkissen, auf dem das Baby gut abgestützt und eng an seine Mama gekuschelt liegen kann, leistet vielen Frauen gute Dienste.

Sollten Sie zu den Müttern gehören, die zu Beginn der Stillzeit noch unter einer schmerzenden Dammnaht leiden, empfehle ich Ihnen, sich auf einen aufgeblasenen Schwimmreif zu setzen, damit kein Druck auf die Nahtstelle entsteht.

Vor allem, wenn damit zu rechnen ist, dass Ihr Kind lange Zeit zum Trinken braucht, ist es wichtig, dass auch für Sie selbst ein Getränk bereit steht, an das Sie jederzeit problemlos ohne fremde Hilfe gelangen können. Vielleicht tut es Ihnen auch gut, einige Kleinigkeiten zum Essen bereitzuhaben, die Sie zu sich nehmen können, ohne das Baby vorher von der Brust abdocken zu müssen. Manche Mütter lieben es auch, sich während des Stillens bei sanfter Musik entspannen zu können.

Die Unterlippe sollte nach außen gerollt sein.

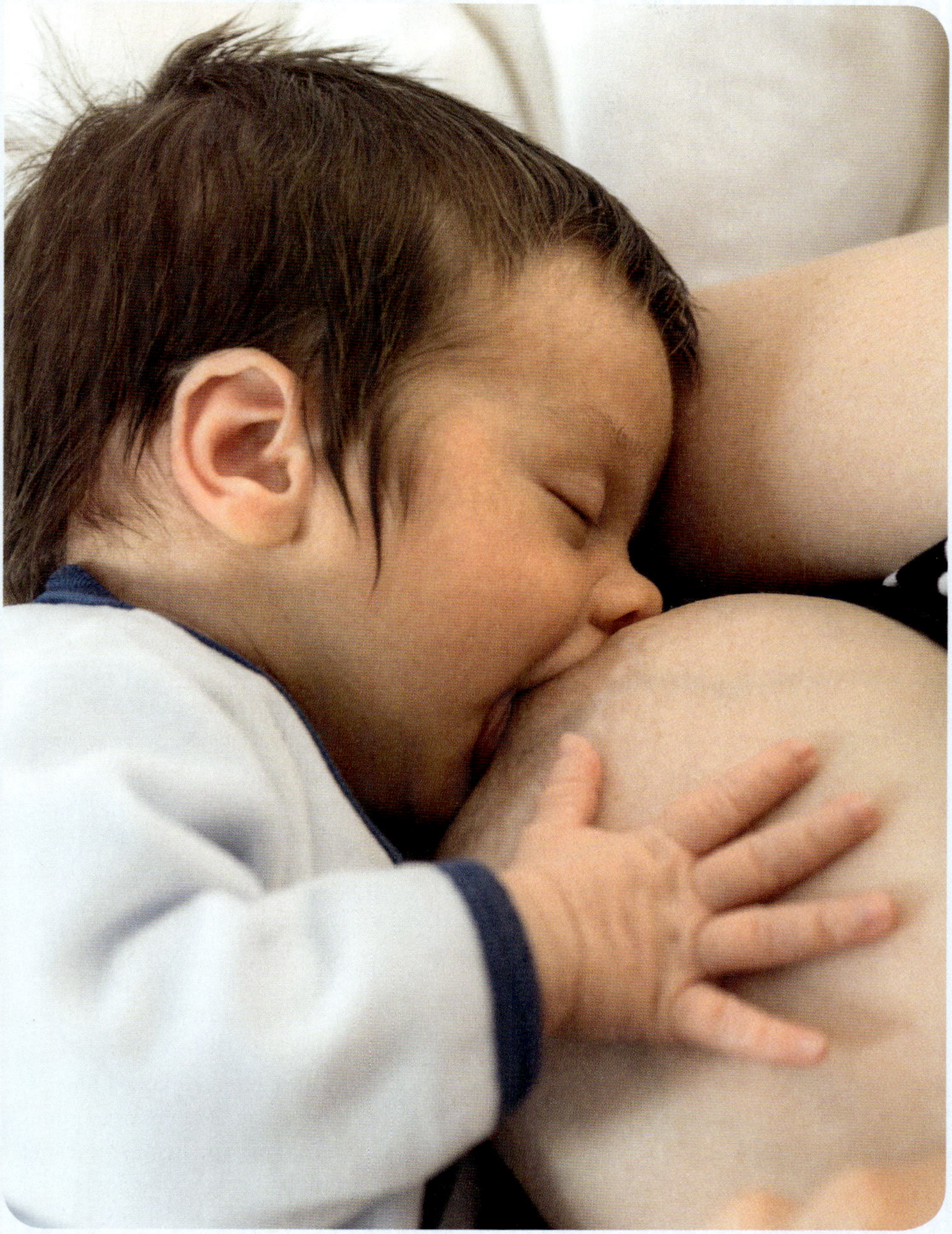

Durch korrektes »Andocken« wird gewährleistet, dass Ihr Baby einen möglichst großen Teil des Warzenhofes sowie genügend Brustgewebe im Mund hat. Achten Sie beim Anlegen darauf, Ihr Kind zur Brust zu führen und keinesfalls Ihre Brust zum Kind!

Macht mein Baby den Mund richtig auf?

Beim »Andocken« können Sie Ihrem Kind helfen, indem Sie seine Unterlippe leicht mit Ihrer Brustwarze berühren. Dieser zarte Reiz wird Ihr Baby dazu anregen, den Mund weit aufzumachen. Genau dann, wenn Ihr Kind den Mund weit öffnet und sich seine Zunge über der unteren Zahnleiste befindet, ist der geeignete Zeitpunkt, es zügig und eng an die Brust zu führen. Falls Ihr Baby auch dann seinen Mund nicht weit genug öffnet, können Sie die Brustwarze über die Nasenspitze Ihres Kindes zu seinem Mund führen. Dadurch kann Ihr Baby animiert werden, den Mund noch weiter aufzumachen.

Hat mein Kind die Brustwarze richtig im Mund?

Beim Saugen an der Brust ist es wichtig, dass die Lippen Ihres Kindes nach außen gestülpt sind. Um effektiv saugen zu können, muss die Zungenspitze Ihres Babys über der unteren Zahnleiste liegen und bis zur Unterlippe reichen. So kann sich die kleine Zunge um Ihre Brustwarze und um einen Teil des Warzenhofes schmiegen.

Sobald das Saugzentrum, das sich am Übergang vom harten zum weichen Gaumen Ihres Babys befindet, durch die Brustwarze berührt wird, wird der Saugreflex ausgelöst. Ihr Kind streicht nun mit wellenförmigen Bewegungen seiner Zunge die Milch aus. Diese Bewegungen führt es mehrere Male hintereinander aus, bis es genug Milch im Mund hat und der Schluckreflex einsetzt.

Bekommt mein Kind genug Luft?

Falls Sie den Eindruck haben, Ihr Baby bekäme beim Trinken nicht genügend Luft durch die Nase, drücken Sie Babys Bauch noch dichter an Ihren Körper. Dadurch schiebt sich sein Gesichtchen etwas weiter von Ihrer Brust weg. Vermeiden Sie es nach Möglichkeit, durch Druck Ihrer Finger auf die Brust die Nase des Kindes »frei zu halten«. Dies birgt die Gefahr, dass ein Milchgang abgedrückt oder Ihre Brustwarze wieder teilweise aus dem Mund Ihres Babys gezogen wird, was ein unkorrektes Saugen und ein Wundsein der Warze nach sich ziehen könnte.

Wie verhindere ich, dass mein Kind zu früh einschläft?

Wenn Ihr Neugeborenes zwischen den Stillmahlzeiten immer wieder einschläft, ohne dass es sich satt getrunken hat, liegt das wahrscheinlich daran, dass es einfach noch nicht kräftig genug ist oder dass der Bilirubinwert noch zu hoch ist und es aufgrund dessen noch sehr schläfrig ist.

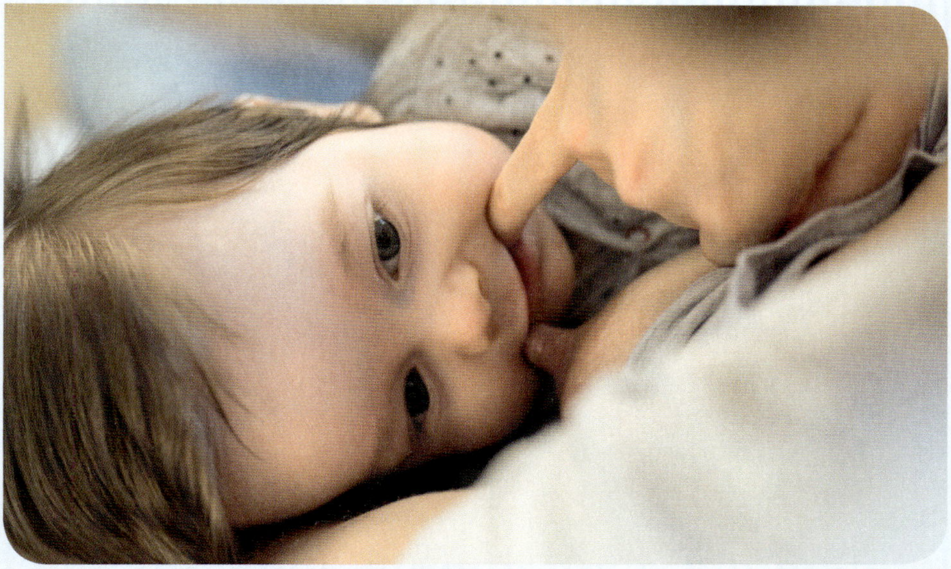

Sie können Ihr Baby mit dem kleinen Finger von der Brust lösen.

Mit verschiedenen Maßnahmen können Sie versuchen, ihren kleinen Schatz zum Weitertrinken zu animieren:

- Sprechen Sie mit dem Baby und versuchen Sie Blickkontakt herzustellen.
- Massieren Sie Ihr Baby an den Fußsohlen, an der Kaumuskulatur und an den Schläfen oder üben Sie einen leichten Druck auf das kleine Kinn aus. Viele Babys saugen wieder weiter, wenn die Mutter sanft vortäuscht, die Brustwarze aus seinem Mund ziehen zu wollen.
- Wechseln Sie die Seite, sobald Ihr Baby das Interesse am Saugen verliert, oder wickeln Sie Ihr Kind, nachdem es an der ersten Brust aufgehört hat zu saugen. Danach legen Sie das wieder munter gewordene Baby an Ihrer zweiten Brust an.
- Da sich die Temperatur des Körpers ebenfalls auf die Schläfrigkeit auswirkt, ist es ratsam, das Kleine nicht zu warm anzukleiden.

Wie löse ich mein Kind von der Brust?

Wenn es nötig ist, ein noch saugendes Kind schonend von der Brust zu lösen, rate ich Ihnen, den kleinen Finger behutsam zwischen Ihre Brust und Babys Mundwinkel zu schieben. Dadurch werden der Saugschluss und das Vakuum gelöst, und das Baby kann sanft »abgedockt« werden.

Der Milcheinschuss

Die meisten Wöchnerinnen spüren den Milcheinschuss am dritten oder vierten Tag im Anschluss an die Geburt.

Nach einem Kaiserschnitt, nach einer außergewöhnlich anstrengenden Geburt oder wenn die Mutter unter starken Schmerzen leidet, braucht ihr Körper normalerweise etwas länger, um die Hormonproduktion anzukurbeln, die den Milcheinschuss bewirkt.

Auch der Verlauf der Umstellung von Vormilch (Kolostrum) auf reife Muttermilch kann sich sehr unterschiedlich äußern. Bei manchen Frauen findet der Milcheinschuss innerhalb weniger Stunden statt, was bisweilen körperlich heftig spürbar und mit sehr prallen, schmerzhaften Brüsten einhergeht. Bei anderen zieht er sich über ein bis zwei Tage hin und ist unspektakulär und problemlos.

Da beim Milcheinschuss viel Energie benötigt wird, sind stillende Frauen in dieser Zeit ganz besonders schonungsbedürftig. Psychische Belastungen wirken sich sowohl beim Milcheinschuss als auch während der gesamten Stillzeit sehr negativ auf die Milchbildung aus.

Hier einige Tipps:

- Je öfter Sie Ihr Kind am ersten und zweiten Tag anlegen, desto weniger beschwerlich erfolgt der Milcheinschuss.
- Das Spannungsgefühl beim Milcheinschuss kann durch Ausstreichen oder Abpumpen einiger Tropfen Milch aus der gut gewärmten Brust gelindert werden. Ihr Busen wird dadurch weicher und der kindliche Mund kann die Brustwarze besser umschließen.
- Beginnen Sie bei jeder Stillmahlzeit mit der Brust, an der Ihr Baby bei der vorangegangen Mahlzeit zuletzt getrunken hat. So wird jede Brustseite mehrmals am Tag gut geleert. Eine gute Entleerung der Brüste ist der beste Anreiz für eine effektive Nachbildung der Muttermilch.
- Falls Ihre Milchbildung aus irgendeinem Grund nicht hinreichend in Gang kommt, können Sie die Nachbildung der Muttermilch bereits in dieser Stillphase durch häufiges Pumpen mit einer guten elektrischen Milchpumpe steigern. Ihre Hebamme wird Ihnen vielleicht zusätzlich ein homöopa-

thisches Präparat zum Einnehmen anbieten.

Im Kapitel »Zu wenig Milch« (Seite 126) finden Sie weitere Anregungen zur Erhöhung der Milchbildung.

Jo-Ann

Schmerzende Brüste

» *Am zweiten Tag nach der Geburt unserer Tochter setzte bei mir der Milcheinschuss ein. Meine Brüste waren rot, heiß und geschwollen, dabei hatte ich ein Gefühl, als drohten sie zu platzen. Die Krankenschwester brachte mir Quarkwickel und riet mir, meine schmerzenden Brüste unter der warmen Dusche auszudrücken, was allerdings nur schlecht gelang. Den Milcheinschuss und meine inzwischen entzündeten Brustwarzen empfand ich sogar schlimmer als die Geburt. An der Pinnwand im Flur der Geburtsstation entdeckte ich ein Flugblatt der Stillgruppe meines Heimatortes. Mein Mann rief dort an und schilderte der Stillberaterin meine Situation. Sie wusste sofort, was zu tun war. Sie gab ihm ein homöopathisches Präparat für mich mit, das meine Beschwerden lindern sollte. Dieses Mittel wirkte sehr gut. Ich bekam von ihr zusätzlich Stilleinlagen aus Wolle/Seide und einen Brustwarzenschutz, den ich zwischen den Stillmahlzeiten in den BH einlegte, damit meine Brustwarzen »atmen« und abheilen konnten. Die wunden Warzen heilten sehr schnell, doch ich litt noch einige Tage lang unter einer leichten Brustentzündung. In dieser Zeit telefonierte ich fast täglich mit ›meiner‹ Stillberaterin. Mit ihrer Unterstützung stand ich die schwierigen Tage durch. Ich besuchte anschließend auch die Stillgruppentreffen, denn der Erfahrungsaustausch mit anderen Müttern war für mich eine große Hilfe.* «

Wie viel Milch braucht Ihr Kind?

Stillen Sie Ihr Kind nach Bedarf, ohne es mit einem Schnuller hinzuhalten. Lassen Sie es an einer Brustseite trinken, bis es dort fertig ist, und bieten Sie ihm danach, wenn es noch hungrig ist, direkt die zweite Seite an. Falls Ihr Baby nach dem Trinken an der ersten Brust bereits satt ist, reichen Sie ihm bei der nächsten Stillmahlzeit zuerst die zweite Brustseite, die bei der vorangegangen Stillmahlzeit nicht geleert wurde. Dann können sich Angebot und Nachfrage einpendeln. Sollte Ihr Kinderarzt der Meinung sein, dass ein Zufüttern aus medizinischen Gründen unerlässlich ist, bedeutet dies nicht, dass Ihr Stillerfolg generell infrage steht. Bedenken Sie, dass ein nicht ausreichend ernährtes Baby müde und teilnahmslos wird, was zur Schwächung seiner Saugkraft führt. Wenden Sie sich an eine erfahrene Fachkraft für eine kompetente Stillberatung.

Zeit zum Stillen – bitte Ruhe!

Bedingt durch den normalen Betrieb auf Ihrer Entbindungsstation ist es oftmals nicht zu vermeiden, dass Sie in der harmonischen Zweisamkeit mit Ihrem Baby gestört werden. Um dennoch eine möglichst ruhige Zeit des Wochenbettes erleben zu können, kann es ratsam sein, liebe Verwandte und Freunde sowie eventuell Ihre Bettnachbarin um Rücksicht zu bitten. Vielleicht unterstützt Sie der Vater Ihres Kindes dabei mit höflichen Worten.

In Stresssituationen wird vermehrt Adrenalin ausgeschüttet. Adrenalin hemmt das Ausscheiden des Stillhormons Oxytocin, das für die Freigabe der Milch verantwortlich ist (Milchspendereflex, Seite 13). So ist es möglich, dass Sie zwar genügend Milch gebildet haben, die Nahrung für Ihr Kind aber nicht ungehemmt aus Ihrer Brust fließen kann. Der Zusammenhang von Stress und erhöhter Gefahr eines Milchstaus ist vielfach belegt.

Jutta

Der Baby-Blues traf mich völlig überraschend

» *Auf die Geburt von Paula freute ich mich sehr. Obwohl mir klar war, dass ich mit zwei Kindern stärker gefordert sein würde, sah ich der Zeit nach der zweiten Entbindung zuversichtlich entgegen. Aber leider kam erst einmal alles anders. Der Baby-Blues – ein mir bis dahin unbekanntes Phänomen – traf mich völlig überraschend. Schon einen Tag nach Paulas Geburt fiel es mir schwer, die einfachsten Dinge zu erledigen. Ich konnte mich kaum aufraffen, um meine gewohnte Körperpflege zu betreiben, und hatte auch keine Lust, mich um die Kleine zu kümmern. Bei Gesprächen mit meinem Mann musste ich mich bei jeder kleinen Meinungsverschiedenheit – oft aber auch grundlos – zusammennehmen, um nicht zu weinen, was mir nicht immer gelang. Teilnahmslosigkeit wechselte sich ab mit Wut, die sich manchmal gegen meinen Mann, das Pflegepersonal und sogar gegen mein Baby richtete. Vermutlich waren diese Gefühle auch der Grund für meine Stillschwierigkeiten. Obwohl ich sicher war, genug Milch in meinen Brüsten zu haben, wehrte sich Paula bei jedem Anlegen. Ich fühlte mich nun auch in dieser Hinsicht noch als Versagerin, was meine Ablehnung ihr gegenüber noch verstärkte. Für all das schämte ich mich sehr.*

Zum Glück besuchte mich in der Klinik eine Stillberaterin, die ein sehr einfühlsames Gespräch mit mir führte. Als ich mich schließlich traute, ihr von meinem psychischen Zustand zu erzählen, gelang es ihr, mir Hoffnung zu machen. Sie erzählte mir, dass viele Wöchnerinnen von dem sogenannten Baby-Blues betroffen sind, und nahm mir so die Scham, die mich vorher so sehr belastete. Bald danach ging es mir schon viel besser.

Wir verabredeten ein gemeinsames Gespräch mit meiner Hebamme und meinem Mann. Als ich spürte, dass mein Mann dadurch Verständnis für meinen Zustand aufbringen konnte, entspannte sich die Situation recht schnell. Nun verlor ich auch meine Hemmungen zu weinen, wenn mir danach zumute war. Besucher wollte ich jedoch in dieser Verfassung nicht empfangen. Lediglich auf meine Eltern, die über meinen Zustand informiert waren, freute ich mich. Nach und nach konnte ich mich auf die liebevolle Zuwendung und die Aufmunterungen meines Mannes einlassen und merkte recht bald, dass nun die Milch leichter floss. Paula verwandelte sich zugleich auch in ein ruhigeres und entspanntes Stillkind.

»Baby-Blues« – Was hilft?

In den ersten Tagen nach der Entbindung wechseln sich bei vielen Müttern Hochgefühl und Erschöpfung, freudiges Lächeln und Weinkrämpfe ab. Diese Gefühlswechsel sind bedingt durch die Hormonumstellung und vergehen meist nach einigen Tagen wieder von selbst.

- Lassen Sie, wenn Ihnen danach zumute ist, Ihren Tränen freien Lauf, dann wird auch Ihre Milch besser fließen.
- Erinnern Sie sich an die Anfangszeit Ihrer Schwangerschaft. Auch hier lagen Lachen und Weinen nah beieinander.
- Akzeptieren Sie Ihre Gefühle mit dem Wissen, dass Sie gegen diese Auswirkungen der Hormonumstellung machtlos sind.
- Es wäre gut, wenn Sie Ihr Baby sicher zu sich ins Bett nehmen könnten, um gemeinsam zu schlafen. So ermöglichen Sie sich und Ihrem Kind einen engen Hautkontakt, was helfen kann, Ihre Stimmung wieder aufzuhellen.

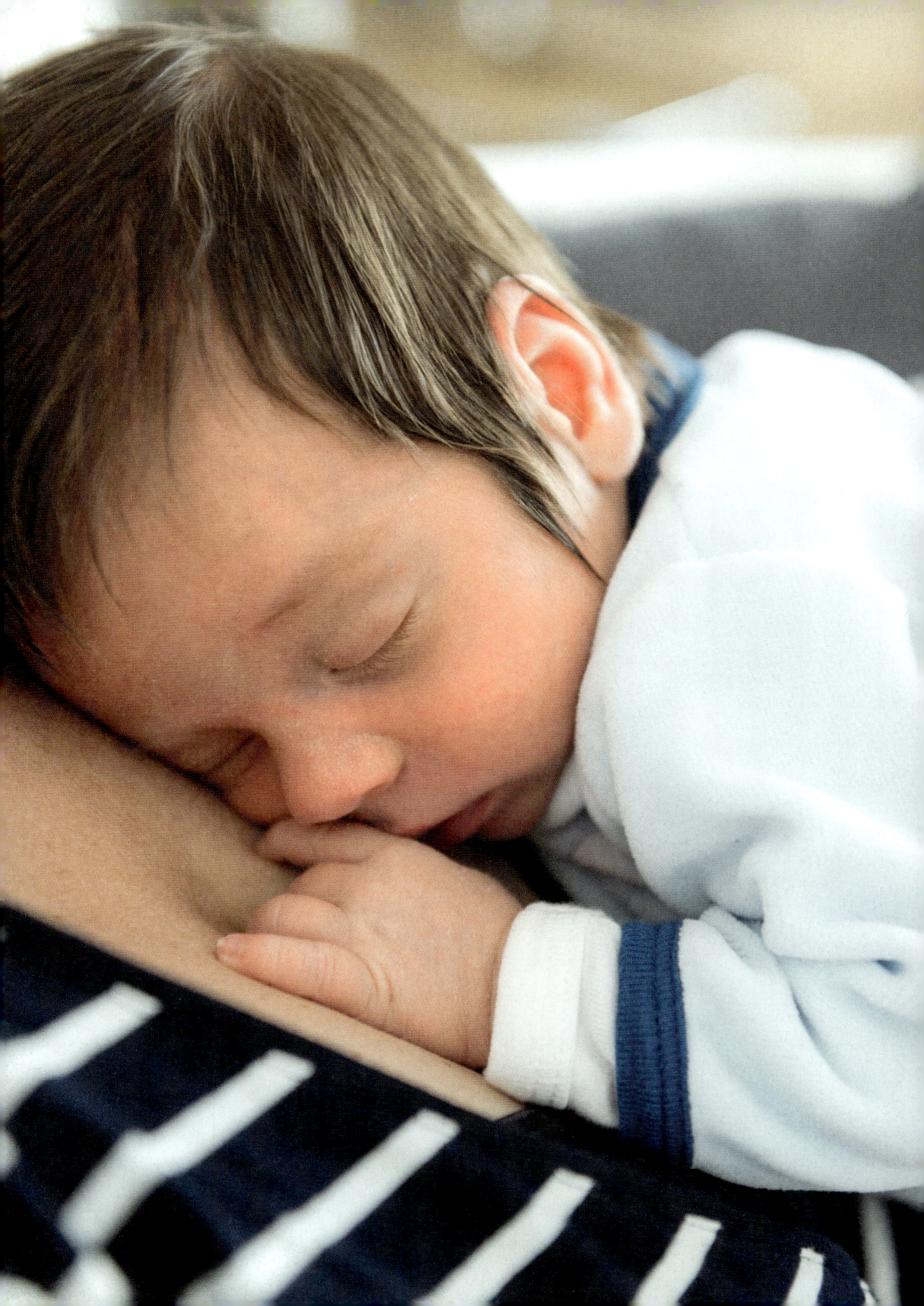

Die ersten Wochen mit dem Baby

In der Klinik ist eine Rundumversorgung von Mutter und Kind gewährleistet. Dennoch werden Sie die Geborgenheit zu Hause sehr genießen.

Der Alltag beginnt

Wenn dies Ihr erstes Baby ist, werden Sie erfahren, dass sich Ihr gewohntes Leben nach der Entlassung aus der Klinik erheblich verändert.

Ihre vorrangige Aufgabe ist es nun, sich um das Kleine zu kümmern und ihm gerecht zu werden. Auch Mütter, die schon ein Kind oder mehrere Kinder zu versorgen haben, werden merken, dass sich durch die Geburt des neuen Geschwisterchens das Familienleben total verändert. Nichts ist mehr, wie es vorher war! Die größeren Kinder melden ebenso ihre Bedürfnisse an wie das Neugeborene und jeder in der Familie muss seinen Platz im neuen Gemeinschaftsgefüge finden! Diesen Prozess mit Einfühlsamkeit und Liebe zu begleiten ist eine sehr große Herausforderung, die es zu meistern gilt.

Ihre Hebamme macht Hausbesuche

Der gesetzliche Anspruch auf Hebammennachsorge gilt bis zur achten Woche nach der Entbindung – in besonderen Fällen bis zur zwölften Woche oder auch länger. Die Nachsorge wird in den meisten Fällen von der entbindenden Hebamme, manchmal aber auch von speziellen Nachsorgehebammen übernommen.

Häufig stellen sich gerade in den ersten Tagen Unsicherheiten beim Stillen ein. Eine stillfreundliche Hebamme wird Sie gerne ermutigen und mit Tipps und Unterstützung begleiten. Zugleich können aber auch – wie bereits erwähnt – in der Schwangerschaft geknüpfte Kontakte zu einer Stillberaterin oder anderen stillerfahrenen Frauen in dieser Zeit von großer Bedeutung sein. Eine Liste mit vielen Kontaktmöglichkeiten finden Sie im Anhang dieses Buches.

Stillen und Haushalt – eine Doppelbelastung?

Sie als Mutter sind neben der Versorgung der Kinder wahrscheinlich auch noch für die Haushaltsführung zuständig. Gewiss

– es ist nicht einfach, die gewohnten Tätigkeiten, wie etwa Putzen oder Bügeln, hintanzustellen. Aber auch wenn Sie sich schon fit fühlen und den Eindruck haben, alles wieder perfekt regeln zu können, sollten Sie darauf achten, sich nicht allzu viel zuzumuten.

Sie haben mit der Geburt körperliche Schwerstarbeit geleistet und sind durch die Anforderungen Ihres Babys in den nächsten Monaten während Tag und Nacht stark beansprucht. Machen Sie sich bewusst, dass die täglichen Kleinigkeiten oftmals gar nicht allzu wichtig sind. Die Bedürfnisse Ihres Babys, Ihr eigenes Wohlbefinden und das Ihrer anderen Kinder haben nun absoluten Vorrang!

Viele Stillmütter berichten, dass ihnen in den ersten Wochen die Zeit für gewohnte Arbeiten fehlt, weil sie gerade in der Eingewöhnungsphase – in die auch die ersten beiden Wachstumsschübe ihres Babys fallen – sehr häufig und ausdauernd stillen.

Vielleicht haben Sie auch schon gehört, dass manche Stillbeziehungen bereits in den ersten sechs bis acht Wochen scheitern. Sogar Frauen, die glücklich und voll stillend aus der Klinik entlassen wurden, sind in den ersten Lebenswochen ihres Babys oftmals unsicher, ob ihr Körper in der Lage ist, ausreichend Milch für das Neugeborene bilden zu können. Diese Unsicherheit bereitet vor allem während der ersten beiden Wachstumsschübe Probleme, wenn sich der mütterliche Körper noch auf den erhöhten Bedarf des Kindes einstellen muss.

Anja

Der »Meals-on-Wheels-Kochclub«

» *Gleich nach der Geburt konnten mein Baby und ich uns ausgiebig bestaunen. Ich legte meine zweitgeborene Tochter recht bald an meine Brust, um sie saugen zu lassen, was sie auch ausgiebig tat. Sie trank wie eine Weltmeisterin, als hätte sie nie etwas anderes getan! Toll! Ein wunderbares Gefühl, nachdem der Stillstart bei meiner erstgeborenen Tochter so schwierig verlief. Ich zog mit Rhianna in mein Wochenbett um. Wir waren beide in eine Decke geschmiegt, ich hatte mein nacktes Kind so lange auf meinem nackten Oberkörper, wie ich es wollte – und das war sehr lange!*

Die Zeit im häuslichen Wochenbett verlief außerordentlich ruhig. Bekocht wurden wir von einigen lieben Freundinnen, die uns 14 Tage lang selbst zubereitetes Essen brachten. Das war ein wunderbarer Service, aus dem wir im Freundeskreis eine Tradition gemacht haben. Immer wenn eine Frau aus unserem Bekanntenkreis im Wochenbett liegt, rückt der ›Meals-on-Wheels-Kochclub‹ an! «

Susann

Ich freute mich riesig auf zu Hause

» Mein Stillstart gestaltete sich etwas schwierig, da unser Baby Anpassungsschwierigkeiten hatte. Ben trank noch nicht richtig und ich gab ihm die abgepumpte Milch aus der Flasche. Ich freute mich riesig auf zu Hause und hoffte, dort würde alles besser werden. Hier wollte ich ausdauernder stillen, damit unser kleiner Liebling die richtige Saugtechnik erlernen kann. Doch Ben wehrte sich weiterhin beim Anlegen mit Händen und Füßen. Wie konnte das sein, er hatte doch Hunger? Ich verstand die Welt nicht mehr! Zwar gelang das Anlegen mithilfe der Hebamme besser und Ben lernte mit der Zeit die richtige Stilltechnik, aber es war trotzdem meistens ein ›Kampf‹, bis er an meiner Brust saugte. Heute glaube ich, er spürte meine Unsicherheit und meine Angst, etwas falsch zu machen.

Erschwerend kam hinzu, dass ich auch selbst wegen meiner schmerzenden Brustwarzen meist sehr angespannt war. Das machte das Trinken für Ben natürlich noch schwieriger, weil der Milchspendereflex durch meine Verkrampfung nicht gut funktionierte. Unsere Stillzeiten dehnten sich manchmal bis zu zwei Stunden aus (inklusive Wickeln) und ich war danach immer völlig erschöpft. Wie sollte ich das alles bewältigen?! Ich dachte immer schon mit einem unguten Gefühl an das nächste Stillen. Eine Hebamme riet mir, ich solle mich warm halten und mich entspannen. ›Toll‹, dachte ich mir. ›Wie denn entspannen?! Ich bin doch locker und entspannt.‹

Irgendwann beschloss ich, alles einfach so wie es war hinzunehmen und meinem Sohn mehr zu vertrauen. Ich wollte unbedingt dieses viel beschriebene Glücksgefühl des Stillens erleben und vertraute darauf, dass ich es irgendwann erreichen kann, meinen Sohn ohne Schmerzen anzulegen. Ich blieb beharrlich, legte Ben immer wieder und wieder an. Das Problem löste sich dadurch von selbst. Eines Tages wurde mir bewusst, dass das Saugen unseres Babys ja gar nicht mehr schmerzte und ich bei jedem Stillen das einzigartige und unbeschreibliche Empfinden des innigen Verbundenseins mit meinem Kind genießen konnte. «

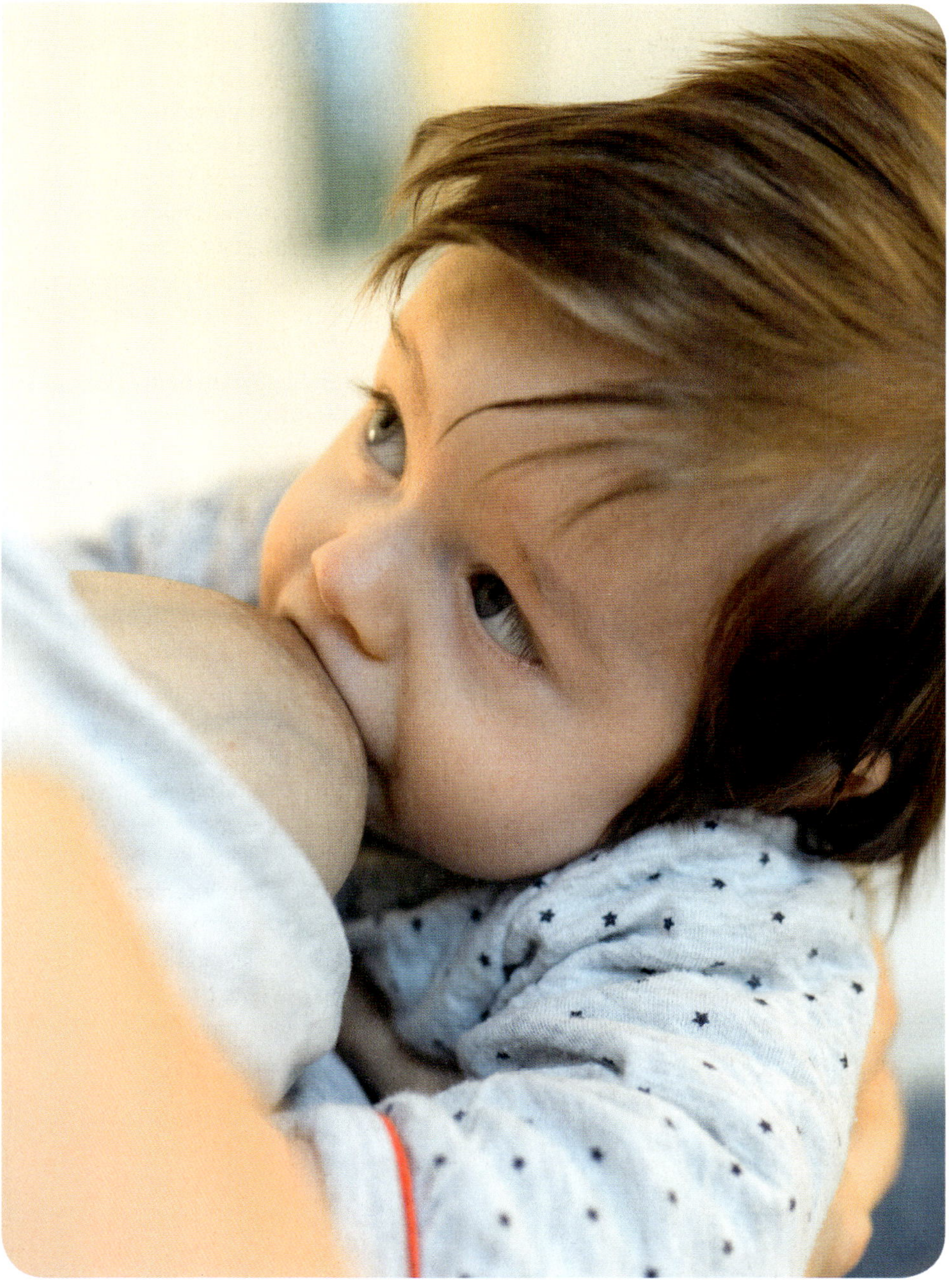

Die nächtlichen Stillmahlzeiten

»Schläft dein Kind nachts schon durch?« Mit dieser Frage fühlen sich viele stillende Mütter unter Druck gesetzt. Obwohl es in den meisten Kulturen eine Selbstverständlichkeit ist, dass Babys ihre ersten Lebenswochen und -monate auch nachts nach Bedarf gestillt werden, wird bei uns das frühe nächtliche Durchschlafen der Säuglinge oft als ein Erziehungsziel angesehen. Mit viel Mühe und nervlichen Anstrengungen, aber häufig ohne Erfolg wird versucht, Babys zu längeren nächtlichen Trinkpausen zu bewegen. Auch wenn Ihr Kind nicht zu den wenigen Babys gehört, die schon bald freiwillig eine längere Nachtruhe einlegen, sollten Sie anfangs das nächtliche Stillen nicht einschränken. Besser für Ihre Milchbildung und für das Gedeihen Ihres Kindes ist es, wenn Sie stattdessen versuchen, Ihren Alltag zu erleichtern und selbstsicher und gelassen bleiben.

Oasen der Ruhe

Schaffen Sie sich als Ausgleich tagsüber Oasen der Ruhe. Wenn Ihr Kind schläft, legen auch Sie sich zur Ruhe. Ein kurzer Erholungsschlaf oder eine meditative Entspannungsübung wird Ihnen Kraft für die nächsten Stunden spenden.

Da das Baby während der Schwangerschaft stets gleichbleibend mit Nährstoffen versorgt wurde, ist es für das Neugeborene zunächst noch ungewohnt, in regelmäßigen Abständen satt und dann wieder hungrig zu sein. Lange nächtliche Essenspausen während der ersten Lebenswochen wären für den kleinen Organismus eine große Überforderung. Es entspricht also der Natur, wenn ein Säugling nach der Geburt noch längere Zeit braucht, bis er sich dem nächtlichen Schlafrhythmus seiner Eltern anpasst. In den ersten Lebensmonaten ist es normal, dass Ihr Baby nie länger als vier Stunden ununterbrochen schläft. Dies wird sich mit zunehmendem Alter ändern. Die Zeit der längeren Schlafpausen wird erfahrungsgemäß aber auch später immer wieder gestört. Schon bald beginnt Ihr Kind zu zahnen, was häufig mit Beschwerden einhergeht.

Manche Mütter sind durch das nächtliche Aufwachen nicht so sehr belastet. Sie können die Intimität und das »Ungestörtsein« beim nächtlichen Stillen ihres Kindes besonders genießen. Während das Baby ruhig an ihrer Brust saugt, halten sie gewissermaßen »stille Zwiesprache« mit ihm. Andere Frauen geraten an den Rand der Erschöpfung, besonders wenn sie über einen längeren Zeitraum in ihrer Nachtruhe gestört werden.

Sandra

Jedes Baby hat ein anderes Trinkverhalten

» *Als ich mit meiner Tochter schwanger war, wurde mir ziemlich früh klar, dass ich stillen wollte. Eine Freundin, die schon zwei Kinder gestillt hatte, bestärkte mich in meinem Entschluss, indem sie mir die enormen Vorteile des Stillens bewusst machte. Allerdings hatte ich zur gleichen Zeit drei ebenfalls schwangere Freundinnen, die sich gegen das Stillen entschieden hatten. Ihr Argument, sie wären dann unabhängiger, konnte mich aber nicht von meinem Vorhaben abbringen.*

Nach der Geburt saugte die kleine Paula zu meiner Freude bereits im Kreißsaal begeistert an meiner Brust. Während des Klinikaufenthaltes blieb mein Baby ständig bei mir. Meist hatte ich die Kleine in meinem Bett und legte sie an, wann immer sie danach verlangte. Den Milcheinschuss bemerkte ich nicht, was mich etwas irritierte. Dennoch blieb das Vertrauen in meine Stillfähigkeit unerschüttert.

Zu Hause stillte ich dann immer noch sehr häufig. Allerdings lief nie sichtbar Milch aus meiner Brust und meine Kleine spuckte auch nie welche aus. Meine Brust fühlte sich zu keiner Zeit voll an. Schließlich fragte meine Mutter, ob ich sicher sei, genügend Milch zu haben, da Paula so oft trinken wollte. Als ich den Kinderarzt darauf ansprach, beruhigte mich dieser und sagte, mein Mädchen würde prima wachsen und zunehmen. Beim Treffen mit meinen nicht stillenden Freundinnen begann ich jedoch, erneut zu zweifeln. Ich konnte mir nicht vorstellen, die gleiche Menge Milch in meiner kleinen Brust zu haben, wie in den Flaschen der anderen Babys enthalten war. Schließlich gab mir eine andere Bekannte den Tipp, eine Stillgruppe zu besuchen. Ich beschloss dort hinzugehen und wusste schon nach kurzer Zeit, dass ich hier genau richtig war. Ich hörte bei diesen Treffen, dass es noch andere Mütter gab, die weit weg von einem drei- bis vierstündigen Stillrhythmus waren. Innerhalb kurzer Zeit hatte ich meine Befürchtungen abgelegt. Hier wurde mir versichert, dass ich jederzeit mit Unterstützung rechnen konnte. Von diesem Tag an zweifelte ich nicht mehr daran, dass meine Milchmenge ausreicht, denn in den Stillgruppentreffen wurde mir klar, dass jedes Kind seinen eigenen Rhythmus hat. Aus mir wurde sehr schnell eine überzeugte und leidenschaftliche Stillmutter und ich war mächtig stolz, dass mein Körper fähig war, mein Baby zu ernähren. Im Alter von zwölf Monaten trank unsere Tochter noch morgens und abends. Nach insgesamt 14 Monaten endete unsere Stillbeziehung völlig harmonisch.

Als drei Jahre später unser Sohn Jakob geboren wurde, zweifelte niemand aus meinem Umfeld mehr daran, dass ich ihn erfolgreich stillen kann. Jakob verhielt sich beim Stillen völlig anders als seine Schwester. Beunruhigt war ich deshalb nie, da ich nun sicher war, dass jedes Baby ein anderes Trinkverhalten hat und sich die mütterliche Milchproduktion auf die individuellen Bedürfnisse der einzelnen Kinder einstellt. «

Nächtliches Stillen ist auch gut für Ihre Brust

Während der ersten sechs bis acht Wochen ist das mehrmalige nächtliche Stillen nicht nur für Ihr Baby wichtig, sondern auch für Ihre Brustdrüsen. Wenn die produzierte Milch nicht abgenommen wird, übersteigt ihre Menge schnell den vorhandenen Raum in den Milchbläschen (Alveolen) Ihrer Brust. Zu lange Stillpausen könnten deshalb leicht zu folgenden Problemen führen:

- Ein zu großer Milchvorrat führt dazu, dass Ihre Brust zu prall wird und Ihr Baby die Brustwarze nicht mehr richtig fassen kann, was wiederum wunde Warzen und zudem einen Milchstau hervorrufen kann.
- Ihr Körper reagiert höchstwahrscheinlich ziemlich bald auch auf die mangelnde Abnahme mit einem Eindämmen der Milchbildung.

Lassen Sie sich also nicht verunsichern. Bleiben Sie ausdauernd und stillen Sie Ihr Kind auch in der Nacht nach seinem Bedarf. Denn mehrmaliges nächtliches Stillen garantiert – insbesondere zu Beginn der Stillbeziehung – die ausreichende Nachbildung der Muttermilch.

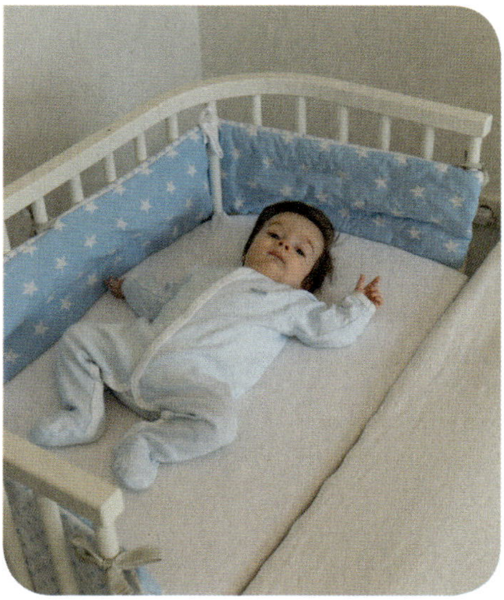

« Im Babybalkon liegt ihr Baby immer ganz in Ihrer Nähe.

Mit dem Kind in einem Bett?

Am ruhigsten verlaufen die nächtlichen Stillmahlzeiten, wenn Ihr Baby in Ihrem Bett schlafen darf. Sie können es dann einfach im Halbschlaf zu sich heranziehen, sobald es sein Stillbedürfnis anmeldet. So gelingt es Ihnen sicherlich auch, bald wieder weiterzuschlafen.

Manchmal haben junge Eltern Angst, ihr Baby liege beim Schlafen im Elternbett nicht sicher genug. Doch seit jeher hat es sich bestätigt, dass schlafende Eltern in der Regel kein Risiko für das im selben Bett liegende Baby darstellen. Wägen Sie ab und entschließen Sie sich für die Ihrer Familiensituation angepasste Lösung. Voraussetzungen für sicheres gemeinsames Schlafen von Eltern und Baby sind dann gewährleistet, wenn

- das Baby in Rückenlage schläft,
- Sie auf einer festen Unterlage liegen (keine Wasserbetten, Sofas oder weichen Matratzen),
- das Gesicht des Säuglings nicht von losen Kissen oder Decken verdeckt ist,
- eine Überhitzung des Babys ausgeschlossen ist und
- die mit dem Baby im gemeinsamen Bett schlafenden Personen nicht rauchen und nicht unter Alkohol- oder Drogeneinfluss stehen.

Die ungehinderte Nähe zu Ihrem Baby können Sie auch durch die Anbringung eines sogenannten Babybalkons ermöglichen. Somit haben Sie die Möglichkeit, Ihr Kind zu berühren, während Sie beide jeweils im eigenen Bett schlafen. Dieses besondere Babybett kann ohne großen Aufwand mit einer Halterung am elterlichen Bettrahmen befestigt werden.

Silvia

Wir schliefen beide ein

» *Nachts schlief meine Tochter auf einem Tuch neben mir im Bett. Wenn Cleo Hunger hatte, drehte ich mich auf die Seite, zog das Tuch samt Kind nach unten, bis das Köpfchen in meiner Brusthöhe war, und stillte. Nur wenn unsere kleine Maus zu hastig trank, musste ich mich aufsetzen und abwarten, bis sie ein Bäuerchen gemacht hatte. Meistens schliefen wir jedoch beide während des Stillens ein. Morgens wachte ich wesentlich ausgeschlafener auf, als ich es von vielen anderen Müttern und Vätern gehört hatte.* «

Susann

Ich hätte ihm endlos zusehen können!

» *Es war so wunderbar, dieses kleine Geschöpf zu beobachten, während es seelenruhig trank. Jedes einzelne Haar, jede Hautfalte, die kleinen Finger, jedes Zucken der Muskeln; vor allem nachts, wenn alles schlief und ringsherum Ruhe war, hätte ich ihm endlos zusehen können.* «

Stillen in der Öffentlichkeit

Leider ist die Bevölkerung in unserem Kulturkreis nicht immer so stillfreundlich, wie es von einer zivilisierten Gesellschaft zu erwarten wäre. Oftmals ist eine Doppelmoral feststellbar: Auf der einen Seite wird die Ernährung an der Mutterbrust als das Beste und Gesündeste für Babys angepriesen, auf der anderen Seite stoßen Mütter, die in der Öffentlichkeit stillen, manchmal auf wenig Akzeptanz. Tatsache ist, dass weibliche Brüste in unserer Gesellschaft eine große Rolle spielen. Sie erhalten oftmals große Beachtung und Bedeutung, wenn es um Schönheit oder Erotik geht, allerdings eher selten in ihrer ursprünglichen Funktion als Nahrungsquelle für Babies.

Aufgrund dessen werden Mütter, die in der Öffentlichkeit stillen, manchmal mit Worten wie »eklig, obszön oder abstoßend« konfrontiert. Dabei sind die meisten Menschen den Anblick von nackten Brüsten gewöhnt, da man sie schließlich überall auf Zeitschriftencovers und vielfach sogar in überlebensgroßer Darstellung an Plakatwänden sehen kann.

Wenn Sie eine noch nicht erfahrene Stillmütter sind, ist es eine besondere Situation, Ihr Kind im Beisein anderer Menschen zu stillen. Ob das Stillen in der Öffentlichkeit für Sie angenehm sein wird, hängt von Ihrer Einstellung ab und auch damit, ob Sie hinter Ihrer Entscheidung stehen, Ihr Kind auch dann zu stillen, wenn Sie nicht in Ihrem geschütz-

Mama stillt in der Öffentlichkeit

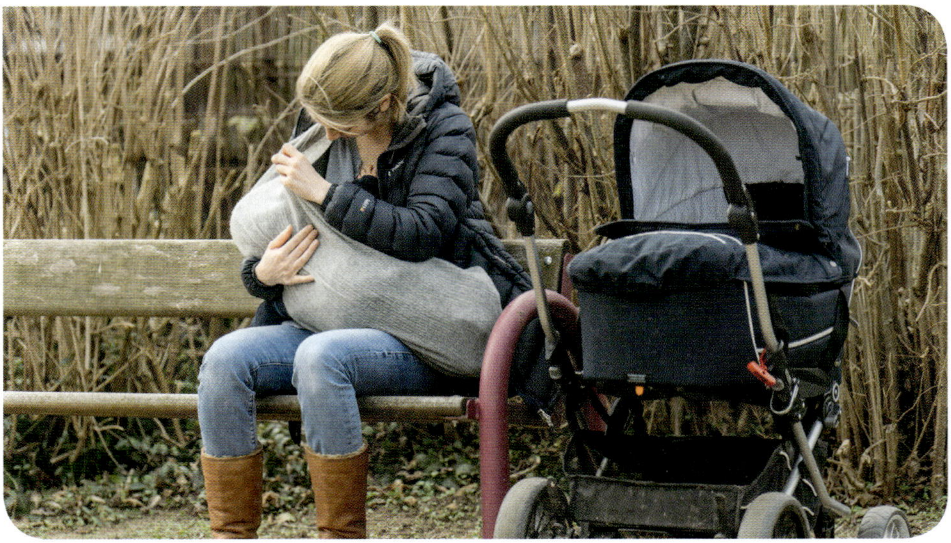

ten häuslichen Umfeld sind. Das selbstbewusste Stillen in der Öffentlichkeit kann vom Handling her und auch mental trainiert werden. Solche Situationen können evtl. daheim vor dem Spiegel und ggf. im Beisein Ihres Partners oder einer vertrauten Person eingeübt werden, damit Sie sich unterwegs sicher und wohl fühlen. Vielleicht hilft es Ihnen, wenn Sie sich von anderen stillfreundlichen Menschen darin bestärkt fühlen, dass das Stillen das Natürlichste der Welt ist und stillende Frauen in der Öffentlichkeit zu unserem alltäglichen Bild in der Gemeinschaft gehören dürfen. Schließlich ist es ja möglich, das Baby »ganz beiläufig« an die Brust anzulegen und sich dabei vor unangenehmen Blicken zu schützen.

Wenn Sie in der Öffentlichkeit diskret stillen möchten, sollten Sie sich selbstverständlich der Situation entsprechend angepasst kleiden. Empfehlenswert ist der Layer-Look: Hierbei können Sie sich einfach mit einem ausgeschnittenen Top unter einem normalen T-Shirt bekleiden. Das Top kann dann zum Stillen unter die Brust geschoben werden. Auf dem Markt ist darüber hinaus auch spezielle Still-Bekleidung mit Öffnungen und Schlitzen erhältlich, die sehr geeignet ist. Beim Stillen liegt das Baby dann ohnehin vor Ihrer Brust, sodass diese nur kurz beim Anlegen Ihres Kindes zu sehen ist. Viele Frauen bevorzugen es, sich zum Stillen seitlich vor eine Wand oder in eine Ecke zu setzen oder sich mit einem Kleidungsstück vor Blicken fremder Personen zu schützen. Auch ein luftdurchlässiger Sichtschutz – z. B. Schal oder Windel über die Schulter und den Stillbusen gelegt – schützt vor fremden Blicken auf die Brust. Vielleicht wäre es für Sie auch angenehm, einen speziellen Stillschal zu benutzen? Solche praktischen Stillbegleiter haben meist auch noch einen modischen Charakter.

Wenn Sie mit dem Stillen nicht abwarten, bis Ihr Baby vor Hunger weint, sondern schon bei den ersten Saugzeichen, wie z. B. Schmatzen oder Suchen reagieren und Ihr Kind zügig anlegen, geschieht das Stillen meist ganz beiläufig, sodass es nicht besonders auffällt. Sobald das Baby allerdings erst angelegt wird, wenn es mit Schreien die Blicke anderer Menschen anzieht, ist die Aufmerksamkeit direkt geweckt. Im Übrigen ist das Stillen in der Öffentlichkeit oftmals auch planbar, wenn Sie den Stillrhythmus Ihres Kindes gut einschätzen können. Es spricht absolut nichts dagegen, das Baby kurz vor dem Verlassen des Hauses noch zu stillen, obwohl sein Hunger nicht allzu groß ist. Dann haben Sie vielleicht eine stillfreie Zeit, bis wieder die Möglichkeit besteht, in einer geschützten Umgebung zu stillen.

Öffentliches Stillen ist überall möglich. In Fällen, in denen das Stillen außerhalb z. B. aufgrund schlechter Wetterlage ungünstig wäre, könnten Sie sich auch Räumlichkeiten, wie etwa Leseecken in Buchhandlungen, Cafés, Coffeeshops oder Museen aussuchen. Beim Shoppen bleibt eventuell auch die Möglichkeit, sich in Umkleidekabinen von Kaufhäusern zurückziehen. Müttern, die es sich zunächst schwer vorstellen können, in der Öffentlichkeit zu stillen, empfehle ich, sich von Anfang an bewusst dorthin zu begeben, wo Stillen erlaubt und selbstverständlich ist – z. B. in Stillgruppen oder Rückbildungskurse. Hier können sie Hemmungen abbauen und sich Rückenstärkung holen.

Manche Frauen stillen ihr Kind nur daheim, um kritischen Blicken oder Diskussionen aus dem Wege zu gehen. Eigentlich ist das schade, da die Normalität des Stillens dann verborgen bleibt. Mütter, die in der Öffentlichkeit diskret stillen, können nämlich mit Recht erwarten und auch einfordern, dass auffällig hinschauende Mitmenschen sich ebenfalls diskret verhalten und ihren Blick abwenden.

Wachstumsschübe bewältigen

Wachstumsschübe finden nicht nur auf der physischen Ebene statt. Neben dem körperlichen Wachstum entwickeln Kinder auch ihre geistigen Fähigkeiten in raschem Tempo. Sie verbessern dabei ihre sinnliche Aufnahmefähigkeit deutlich erkennbar und lernen gleichzeitig den eigenen Körper besser kennen. Dies alles kann mitunter recht anstrengend für die Kleinen sein und erklärt, warum sie während dieser Zeit sehr stark gefordert sind. Babys durchleben in den ersten 14 Lebensmonaten in der Regel acht wesentliche Wachstumsschübe. Diese treten bei den meisten Kindern in etwa gleichen Zeitintervallen auf. Bei reif geborenen Kindern rechnet man mit Wachstumsschüben etwa in den folgenden Lebenswochen: 5. Woche, 8. Woche, 12. Woche, 19. Woche, 26. Woche, 37. Woche, 46. Woche, 55 Woche. (Eine gute Übersicht hierzu finden Sie auf www.hallo-eltern.de.)

Bei Frühchen oder zu spät geborenen Babys verschieben sich die Phasen entsprechend nach hinten oder nach vorne. Wurde das Kind z. B. vier Wochen vor dem Entbindungstermin geboren, hat es den ersten Wachstumsschub evtl. nicht in der fünften, sondern in der neunten Lebenswoche.

Kindliche Reaktionen auf einen Wachstumsschub drücken sich in unterschiedlichen Verhaltensweisen aus. Typische Anzeichen für einen solchen Schub können Sie u. a. daran erkennen, dass Ihr Baby ungewohnt oft weint, sehr anhänglich ist und unruhig schläft. Bei einem Wachstumsschub benötigen die Kleinen normalerweise noch mehr Aufmerksamkeit als sonst. Viele Kinder möchten in dieser Phase unentwegt getragen werden. Durch besonders intensive liebevolle Zuwendung erhält Ihr Kind ein Gefühl von großer Sicherheit. Allerdings reicht das noch nicht aus! Kinder brauchen in dieser Zeit auch mehr Nahrung. Deshalb wollen die Kleinen während eines Wachstumsschubs sehr viel öfter gestillt werden.

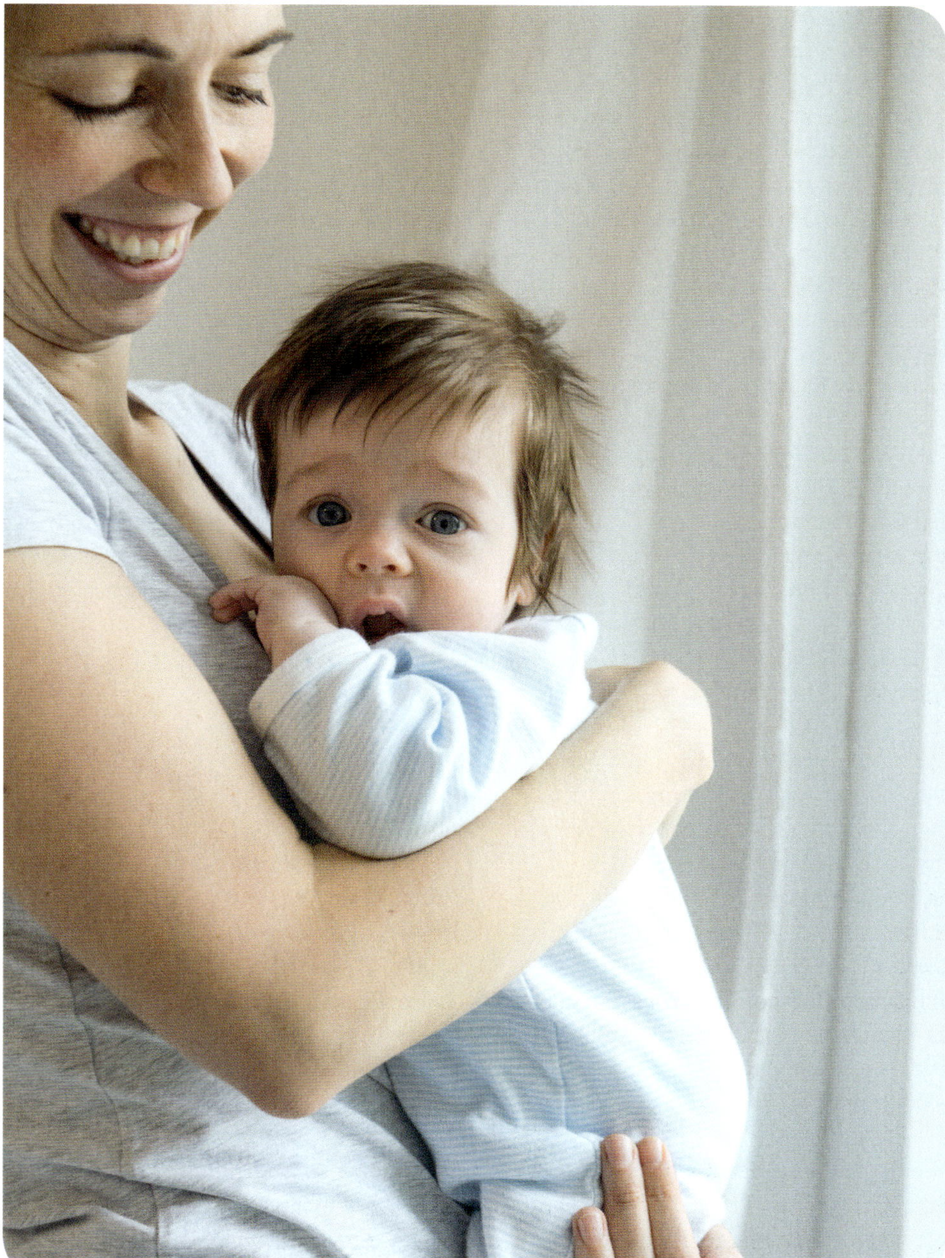

Da es einige Zeit dauern kann, bis sich Angebot und Nachfrage der Milchmenge aufeinander eingestellt haben, lassen Wachstumsschübe manchmal vermuten, dass die Milchbildung rückläufig sei und aus diesem Grund das Zufüttern mit künstlicher Milchnahrung erforderlich wäre. Dies muss aber nicht sein, sondern es bedeutet für Sie als stillende Mutter lediglich, dass Ihre Milchproduktion an den erhöhten Bedarf Ihres Kindes angepasst werden muss. Sehr häufiges Stillen trägt auch jetzt dazu bei, dass die Milchproduktion innerhalb weniger Tage gesteigert werden kann und Ihr Baby ganz nebenbei noch eine Extraportion beruhigenden Körperkontakt erhält. An dieser Stelle weise ich Sie auch gerne auf die Ratschläge in den Kapiteln »So regen Sie die Milchbildung an« (Seite 128) und »Dauerstillen – Clusterfeeding« (Seite 111) hin.

Vertrauen Sie darauf, dass durch diese besonders häufigen Stillmahlzeiten das momentane Defizit ausgeglichen werden kann. Geduld und Vertrauen in die von der Natur gegebenen Fähigkeiten einer stillenden Mutter können Ihnen in dieser Situation sicherlich auch weiterhelfen. Außerdem ist es ratsam, in den Phasen der Wachstumsschübe Ihre normalen alltäglichen Aktivitäten etwas einzuschränken, um ausreichend Zeit für das Stillen zu haben.

Wenn Ihre Familiensituation es zulässt, empfehle ich Ihnen, sich an diesen Tagen oft mit Ihrem Baby zur Ruhe zu legen, um ausgiebige Schmuseeinheiten gemeinsam mit Ihrem kleinen Liebling zu genießen. Sobald die Milchmenge wieder an den Bedarf des Babys angepasst ist, werden sich auch die Pausen zwischen den Stillzeiten nochmals verlängern. Vielleicht tut Ihnen in dieser Situation auch ein Gespräch mit einer stillerfahrenen Frau gut, die Sie darin bestärken kann, auf die natürlichen Bedürfnisse Ihres Kindes einzugehen. Zu wissen, dass auch andere Mütter diese Entwicklungsstufen Ihrer Kinder gut gemeistert haben, wird Ihnen Ihr Vertrauen zurückgeben und den Weg zu einer langen und erfüllten Stillzeit ebnen. Sind die ersten Wachstumsschübe erfolgreich überstanden, werden auch Sie zu den stillerfahrenen Müttern zählen, deren Selbstsicherheit beim Stillen erfahrungsgemäß kaum mehr zu erschüttern ist.

Uli

Nachts wanderte ich stundenlang mit Simon umher

» *Als ich mit unserem Baby am fünften Tag nach der Geburt aus der Klinik entlassen wurde, funktionierte das Stillen sehr gut. Simon hatte im Krankenhaus etwa sechs- bis siebenmal täglich getrunken. Zu Hause steigerte er sich innerhalb kürzester Zeit auf etwa 12 bis 14 Stillmahlzeiten täglich. Ich las in einem Stillbuch, dass dies mit dem ersten Wachstumsschub zusammenhängen könnte, und kam recht gut klar damit. Am nächsten Tag riss meine Dammschnittnaht, ich bekam einen Kreislaufkollaps und mein*

Mann fragte zum ersten Mal, ob er eine Pulvermilch für unser Kind kaufen solle. Zum Glück lehnte ich dieses Angebot ab und biss mich dank der Information aus meinem Stillbuch und der telefonischen Ratschläge meiner Schwester durch. Als der erste Wachstumsschub vorbei war und mein Kreislauf sich wieder stabilisiert hatte, hoffte ich auf eine unkomplizierte Stillzeit.

Nun bekam Simon jedoch eine starke Erkältung und etwa zeitgleich fingen bei ihm die sogenannten Dreimonatskoliken an. Egal was ich aß, das Baby schrie. Zusätzlich zu dieser Belastung kündigte sich ständig Besuch an, denn natürlich wollten alle unser Baby kennenlernen. Ich hatte den Eindruck, außer Stillen und Wickeln überhaupt nichts mehr ›auf die Reihe zu bekommen‹, und schämte mich dafür. Unsere Wohnung sah sehr vernachlässigt aus. Es gelang mir kaum, vor der Mittagszeit geduscht und angezogen zu sein. Nachts wanderte ich stundenlang mit Simon durch die Wohnung, da dies das Einzige war, was ihn beruhigte. Außerdem stillte ich mindestens zehnmal täglich, abends oft stundenlang. Ich war sehr unsicher, ob dies nicht doch zu viel sein könnte, wusste ich doch, dass selbst das Baby meiner stillerfahrenen Schwester nur etwa sechs- bis siebenmal täglich an der Brust trank.

Simon war etwa sechs Wochen alt, als der Wendepunkt kam. Ich telefonierte zum ersten Mal mit einer Stillberaterin aus meiner Umgebung. Dieses Telefonat veränderte für mich sehr vieles. Meine Unsicherheit war hinterher wie weggefegt. Ich wurde darin bestärkt, dass alles, was ich tat, richtig war und dass mein Kind diese häufigen und sehr langen abendlichen Stillmahlzeiten brauchte. Meine Nervosität und die Ungeduld mit meinem Sohn legten sich. Bezeichnenderweise dauerte es keine zwei Wochen, bis Simons Koliken seltener wurden und nach und nach ganz verschwanden. Auch meine Neurodermitis ging zurück. Dies alles führe ich darauf zurück, dass ich nun viel ausgeglichener war. Als Simon drei Monate alt war, begann ich meine Ernährung wieder umzustellen und konnte bald normal essen, ohne dass unser Baby Probleme bekam. Ich ging nun regelmäßig zu den Stillgruppentreffen, wo ich mich sehr wohl fühlte. Dort lernte ich viele gleichgesinnte (nicht militante!) Frauen kennen. Einige der damals geschlossenen Freundschaften bestehen heute noch. Die Stillzeit mit meinem Sohn war etwas ganz Besonderes. Sie gehört zu den schönsten Zeiten meines Lebens und ich denke gerne daran zurück. Heute bin ich sicher, dass meine Unsicherheit beim Stillen erst gar nicht entstanden wäre, wenn ich während der Schwangerschaft bereits die Stillgruppentreffen besucht hätte. Als Simon etwas älter war, habe ich eine Ausbildung als Stillberaterin absolviert und arbeite seit vielen Jahren nun auch ehrenamtlich in diesem Bereich. «

Ihre Ernährung

Während der Stillzeit bietet die mütterliche Nahrungsaufnahme – ebenso wie in der Zeit der Schwangerschaft – die Grundlage für das Wachstum des Kindes.

Durch eine ausgewogene Ernährung der Mutter erhält ein voll gestilltes Baby, das zufriedenstellend an Gewicht zunimmt, alles, was es zum guten Gedeihen braucht.

Ausreichende und hochwertige Kost der stillenden Mutter sind wichtig, um selbst fit, gesund und ausgeglichen zu bleiben. Doch egal, wie Sie sich auch ernähren, Ihre Milch ist immer Nahrung der ersten Wahl für Ihr Kind.

So ernähren Sie sich richtig

Sie benötigen während Ihrer Stillzeit mehr Kalorien als in der Schwangerschaft und setzen die aufgenommenen Kohlenhydrate beschleunigt um. Eine Einschränkung auf weniger als 1 500 kcal pro Tag würde möglicherweise eine Reduzierung Ihrer Milchmenge bewirken. Mangelerscheinungen zeigen sich bei unzureichend ernährten Müttern häufig in Form von Müdigkeit, Gereiztheit und Infektanfälligkeit. Deshalb sollten Sie jetzt mindestens fünf Mahlzeiten pro Tag zu sich nehmen. Greifen Sie nicht gleich zum Schokoriegel! Hier ein paar Tipps:

- **Vollkorn- und Knäckebrot** bzw. Brot aus dunklen Mehlsorten sollten Sie bevorzugt essen. Diese Brotsorten haben einen hohen Sättigungswert und regen mit den enthaltenen Ballaststoffen die Verdauung an. Außerdem sind sie eine gute Quelle für Mineralstoffe, die gerade in der Stillzeit überaus wichtig sind.
- **Kartoffeln und Reis** eignen sich sehr gut als Beilage zu Ihren warmen Mahlzeiten.
- **Hochwertige Pflanzenöle** sind reich an mehrfach ungesättigten Fettsäuren. Benutzen Sie daher beim Kochen ebenso wie beim Brotaufstrich gesunde Fette (wie etwa Oliven-, Raps-, Soja- oder Distelöl und ungehärtete Pflanzenmargarine). Der Fettgehalt Ihrer Mutter-

milch ist für das Gedeihen Ihres Kindes von großer Bedeutung.

- **Milchprodukte**, die Sie zu sich nehmen, wirken sich durch den hohen Gehalt an Kalzium günstig auf den Knochenbau Ihres Kindes aus. Diese sind überdies auch wichtige Eiweißlieferanten. Als Alternative bei einer Kuhmilchallergie oder als Ergänzung sind Tofu, Sojamilch, Nüsse, Sesamkörner oder andere Samenkörner empfehlenswert. Beim Verzehr von Joghurt und Quarkspeisen sollten Sie bedenken, dass in den angebotenen Fertigprodukten viel Zucker und andere Zusatzstoffe enthalten sind. Aus diesem Grund ist es gesünder, sich aus Naturjoghurt und Quark evtl. durch Hinzufügen von Honig oder Ahornsirup, zerkleinertem Obst und Nüssen selbst eine leckere und nahrhafte Zwischenmahlzeit zuzubereiten.
- **Blähende Speisen** wie Hülsenfrüchte, Kohl, Zwiebel, Knoblauch sollten Sie in den ersten Lebenswochen Ihres Babys meiden, wenn es darauf reagieren sollte. Sobald der Verdauungstrakt Ihres Kindes gereift ist, können Sie diese Lebensmittel allmählich wieder in Ihren Speiseplan einbauen. Achten Sie anfänglich jedoch verstärkt darauf, ob Ihr Kind von diesen Nahrungsmitteln Blähungen bekommt.
- **Jod** erhalten Sie über Jodsalz und Seefisch; hier kann gegebenenfalls eine Nahrungsergänzung sinnvoll sein.

Kleine Zwischenmahlzeiten

Ich empfehle Ihnen, sich zusätzlich zu den gewohnten Hauptmahlzeiten mit ausgewogener Mischkost auch noch mehrere Zwischenmahlzeiten zu gönnen. Als »kleiner Imbiss« eignen sich besonders frisches Obst, Gemüse, Brot, Müsli und Milchprodukte wie etwa Quark oder Joghurt. Diese Lebensmittel sind bei einem geringen Kaloriengehalt wichtige Vitamin- und Nährstofflieferanten, wohingegen helles Brot, Kuchen und Süßigkeiten wenige Nährstoffe, dafür aber umso mehr »leere Kalorien« enthalten.

Das sollten Sie mit Vorsicht genießen!

Manche Lebensmittel und Getränke wirken sich während der Stillzeit eher negativ aus:

- **Salbei und evtl. Pfefferminze** (u. a. in Form von Bonbons) hemmen die Milchbildung.
- **Zitrusfrüchte**, saure Beeren, sauer eingelegtes Gemüse o. Ä. können auch die Milchbildung beeinträchtigen.

Gesunde Snacks

Stellen Sie sich morgens bereits nach dem Frühstück eine Schüssel mit Obst oder klein geschnittenem rohem Gemüse (z. B. Gurken, Möhren, Kohlrabi, Sellerie, Tomaten, Zucchini oder Fenchel) zurecht. So können Sie sich tagsüber bei Bedarf bedienen und greifen nicht so schnell zu kalorienreichen Süßigkeiten oder Kuchen.

- **Hochprozentige alkoholische Getränke,** z. B. Cognac, Obstbrände oder Korn, müssen während der Stillzeit ein absolutes Tabu bleiben, da sie möglicherweise nachhaltige gesundheitliche Störungen oder auch Entwicklungsverzögerungen bei Ihrem Baby verursachen können. **Alkoholfreie Getränke** wie Alkoholfreies Bier, alkoholfreier Wein oder Sekt sind gute Alternativen, wenn Sie z. B. bei gesellschaftlichen Anlässen nicht verzichten wollen.
- **Der mütterliche Konsum von Drogen ist nicht mit dem Stillen zu vereinbaren.**

Nikotin: Gift für Sie und Ihr Baby

Schon während der Schwangerschaft sind Sie sicherlich darüber informiert worden, dass Nikotin Ihrem ungeborenen Kind schadet. Auch jetzt, nach der Geburt, sollten Sie auf das Rauchen verzichten oder es zumindest so weit wie möglich einschränken. Auch wenn es Ihnen nicht gelingt aufzuhören, ist es sinnvoll, Ihr Baby zu stillen; denn gestillte Kinder von Raucherinnen erkranken trotz des Nikotins in der Muttermilch seltener als nicht gestillte Kinder von Raucherinnen. Die Nikotinkonzentration in der Muttermilch ist dreimal so hoch wie im mütterlichen Blut. Nikotin geht ohne zeitliche Verzögerung in die Muttermilch über und ist Untersuchungen zufolge etwa innerhalb von 100 Minuten nach dem Genuss der letzten Zigarette auf die Hälfte abgesunken, d. h. der Halbzeitwert ist kurz. Wenn Sie als stillende Mutter also nicht gänzlich auf das Rauchen verzichten können, sollten Sie sich bemühen, nicht unmittelbar vor einer Stillmahlzeit zu rauchen. (Quelle: med. Arbeitskreis der AFS/ Dr. med Claudia Czwerwinski)

Bitte beachten Sie, dass

- die Nikotinaufnahme bei Ihrem Baby appetithemmend wirkt und bei Ihnen zum Rückgang der Milchbildung beiträgt, sodass Sie die Gewichtsentwicklung regelmäßig kontrollieren sollten,
- Säuglinge, deren Mütter rauchen, einer erhöhten Gefahr des plötzlichen Säuglingstodes ausgesetzt sind, wobei dies für gestillte und nicht gestillte Kinder gleichermaßen gilt, und
- das sogenannte Passivrauchen, also wenn Ihr Kind verrauchte Luft einatmen muss, noch schädlicher für Ihr Kind ist. Passiv rauchende Kinder leiden öfter unter Infekten und Erkrankungen der oberen Luftwege, und zwar nicht gestillte Kinder noch mehr als gestillte Kinder. Aus diesem Grund sollte auch Ihr Partner nach Möglichkeit auf das Rauchen verzichten – keinesfalls sollte jedoch im Beisein Ihres Kindes geraucht werden. Diese Empfehlung gilt im Übrigen auch über die Zeit des Stillens hinaus.

Kindliche Unverträglichkeitsreaktionen auf die mütterliche Kost

Wenn Ihre Ernährung ausgewogen und abwechslungsreich ist, können Sie im Allgemeinen Ihrem Appetit entsprechend essen. Es kann jedoch vorkommen, dass Ihr Baby – vor allem zu Beginn der Stillzeit – nicht alle Lebensmittel verträgt, die Sie gerne zu sich nehmen.

- **Blähungen** und **Bauchschmerzen** können sich bei empfindlichen Stillkindern u. a. nach dem mütterlichen Genuss von frischem Brot, Hülsenfrüchten, Lauch, Zwiebeln und Kohlgerichten zeigen.
- **Ein wunder Po oder Hautausschläge**, nachdem die stillende Mutter säurehaltige Früchte (Zitrusfrüchte) und Säfte, essigsaure Lebensmittel oder scharfe Gewürze verzehrt hat, können ebenfalls vorkommen.

Sofern Ihr Stillbaby unter Blähungen, Bauchschmerzen, Rötung, Wundsein oder allergischen Hautreaktionen leidet, sollten Sie überlegen, ob die Gründe in Ihrer Ernährung liegen können und welche der von Ihnen verzehrten Lebensmittel als Auslöser infrage kommen.

Nehmen Sie sich Zeit beim Essen

Manche Mütter räumen sich nicht genügend Zeit ein, ihr Essen lange genug zu kauen. Deshalb gelangt die Nahrung lediglich grob zerkleinert in den Magen. Der Verdauungsprozess beginnt jedoch bereits beim Kauen und Einspeicheln der Nahrung. Fehlt der ausreichende Kau- und Einspeichelprozess bei der stillenden Mutter, kann dies evtl. Blähungen beim gestillten Baby hervorrufen. Achten Sie bitte deshalb auch auf diese Zusammenhänge, wenn Ihr Kind unter Bauchschmerzen leidet.

Empfehlungen für die Ernährung

Ihr Organismus verbraucht durch das Stillen viele lebensnotwendige Nährstoffe. Um eine ausreichende Milchbildung zu gewährleisten und Ihre Reserven zu schonen, ist es hilfreich, Ihre Nahrungszufuhr an die gestiegenen Anforderungen anzupassen.

So helfen Sie Ihrem Kind

Beobachten Sie Ihr Kind genau. Stellt sich heraus, dass die Beschwerden Ihres Babys tatsächlich durch Ihre Ernährung hervorgerufen wurden, ist es ratsam, etwa zwei Wochen lang auf das entsprechende Lebensmittel zu verzichten und es dann ganz allmählich wieder in Ihren Speiseplan einzubauen. Dadurch, dass das Verdauungssystem Ihres Kindes mehr und mehr ausreift, ist davon auszugehen, dass die Toleranzgrenze mit der Zeit steigt.

Das hilft bei Blähungen

Wenn Ihr Kind unter Blähungen leidet, können seine Beschwerden gelindert werden, indem Sie (nicht Ihr gestilltes Baby!) Tee einer Kümmel-Fenchel-Anis-Mischung trinken. Dessen Wirkstoffe werden durch die Muttermilch an Ihr Baby weitergegeben und können so zur Besserung seines Befindens beitragen.

Alternativ oder zusätzlich rate ich Ihnen, Kümmelkörner zu zerkauen. Beim Kauen dieser Körner werden die darin enthaltenen ätherischen Öle freigesetzt, die von Ihrem Körper aufgenommen werden und so über die Muttermilch in den kindlichen Verdauungstrakt gelangen.

Trinken in der Stillzeit

Natürlich steigt auch Ihr Flüssigkeitsbedarf in der Stillzeit merklich an. Es ist normal, dass Sie besonders dann größeren Durst verspüren, wenn Ihr Baby an Ihrer Brust saugt. Gewöhnen Sie sich an, während jeder Stillmahlzeit ein großes Glas Flüssigkeit zu trinken. Stellen Sie sich deshalb immer ausreichend Getränke (Kräutertee, stilles Mineralwasser, Obst- bzw. Gemüsesaft oder Malzkaffee) bereit, bevor Sie Ihr Baby anlegen. Trinken Sie entsprechend Ihrem Durstgefühl. Ein Glas alkoholfreies Weizenbier am Abend wirkt sich bei vielen Müttern sehr positiv auf die Milchproduktion aus. Wenn Sie nach Ihrem Durstgefühl trinken, ist Ihr Körper normalerweise ausreichend versorgt. Eine Flüssigkeitszufuhr von mehr als drei Litern pro Tag, an die Ihr Körper nicht gewöhnt ist, kann die Milchbildung sogar verringern. Beim Trinken von Kaffee und schwarzem Tee sollten Sie sich auf zwei bis drei Tassen am Tag beschränken, da zu viel Koffein oder Tein einen Unruhezustand Ihres Kindes hervorrufen kann. Bedenken Sie, dass auch Cola Koffein enthält!

Nahrungsempfehlungen

Nahrungsgruppe	Nahrungsmittel	Täglicher Bedarf
tierische Produkte als Eiweißlieferant	Käse, Eier, Seefisch, Schalentiere, Geflügel, Muskelfleisch, Innereien, Wild (Wildkaninchen)	2 Portionen zu je etwa 120 bis 180 Gramm
pflanzliche Produkte als Eiweißlieferant	Körner, Sonnenblumenkerne, Nüsse, Hülsenfrüchte, *Nähr- oder Bierhefe, Sojaprodukte	1 bis 2 Portionen zu je etwa 120 bis 130 Gramm
Milch und Milchprodukte (reich an Kalzium)	Magermilch, Buttermilch, Vollmilch, Quark, Joghurt, Kefir, Sahne, Ziegenmilch, Frischkäse, Käse (außer Rohmilchkäse)	5 Portionen zu je etwa 120 bis 180 Gramm
Getreideprodukte (reich an Kohlenhydraten, Ballaststoffen)	Brot (nach Möglichkeit Vollkornbrot), Knäckebrot, Müsli, Weizenkeime, Weizenkleie, Naturreis, Hafer, Hirse, Gerste, Gries, Fünfkorn, Vollkornteigwaren, Dinkel, Buchweizen, Couscous, Amaranth	3 Portionen zu je etwa 120 bis 180 Gramm

Nahrungsgruppe	Nahrungsmittel	Täglicher Bedarf
frisches Obst (Vitamin-C-reich), roh oder gedünstet	Bananen, Äpfel, Pfirsiche, Rhabarber, Trauben, Birnen, Mirabellen, Kirschen, Pflaumen, Aprikosen, Melonen, Kiwi, Mango, Avocado, Erdbeeren, Himbeeren, Brombeeren, Johannisbeeren, Stachelbeeren, Ananas, Apfelsinen, Mandarinen	1 Portion zu etwa 60 bis 90 Gramm (größere Mengen von Zitrusfrüchten können bei sehr jungen Stillkindern zu Wundsein führen)
frisches Gemüse (Vitamin-C-reich), roh bzw. gedünstet	Kartoffeln, Paprika, Tomaten, Zucchini, Kürbis, Mais, Auberginen, Gurken, Fenchel, Pilze, Karotten, Pastinake, Radieschen, Spargel, Rote Bete, Schwarzwurzeln, Kohlrabi, Rettich, Meerrettich, Knollensellerie	1 Portion zu etwa 60 bis 90 Gramm
grünes Blattgemüse/ Salate (enthalten Vitamine A, B, E; Eisen, Folsäure; Magnesium)	Spinat, Mangold, Chicorée, Kresse, Brokkoli, Brennnessel, Kapuzinerkresse, grüne Salate wie z. B. Feldsalat, Löwenzahn, Endiviensalat, Eisbergsalat, Eichblattsalat, Lollo rosso, Radicchio, Rucola	2 Portionen zu etwa 60 bis 90 Gramm
Fette (enthalten Vitamin E und essenzielle Fettsäuren)	hochwertige ungesättigte Öle und Fette (z. B. Olivenöl, Rapsöl, kalt geschlagenes Distelöl, Sonnenblumenöl, Sojaöl, Leinöl, Sesamöl, Kürbiskernöl, ungehärtete Margarine, Butter)	2 Esslöffel
Getränke	Tee (Kräutertee und Früchtetee), grüner Tee, Yogitee, Malzkaffee, stilles Mineralwasser (natriumarm), rohe Obst- und Gemüsesäfte	etwa 2 Liter bzw. nach Durstgefühl
	eventuell Milchbildungstee (Mischung aus Brennnesselblättern, Kümmel, Fenchel, Anis)	2 bis 3 Tassen (größere Mengen können evtl. zu kindlichem Durchfall führen)

* Nähr- oder Bierhefe kann gut zum Verfeinern von Gemüse, Suppen oder Salatsoßen verwendet werden.

Überschüssige Pfunde kurz nach der Geburt

Kurz nach der Entbindung werden Sie um einige Kilo leichter sein. Vielleicht gefällt Ihnen trotzdem nicht, was Sie im Spiegel sehen. Haben die meisten Schwangeren noch mit Stolz ihren Bauch betrachtet und gezeigt, empfinden einige schon bald nach der Entbindung die überschüssigen Pfunde als lästig oder gar belastend. Aus zahlreichen Beratungsgesprächen weiß ich, dass auch Stillmütter bereits früh nach einem Weg suchen, bald ihr ursprüngliches Gewicht wieder zu erreichen. Sollte sich auch bei Ihnen dieser Wunsch einstellen, sind jetzt trotzdem Vorsicht und Geduld gefragt. Während der Schwangerschaft werden für das spätere Stillen kleine Fettdepots angelegt. Durch die Milchproduktion verbrauchen Sie als voll stillende Mutter täglich sehr viele zusätzliche Kalorien. So bauen Sie diese Depots langsam wieder ab. Daneben muss sich Ihr Körper von den Strapazen der Schwangerschaft und Geburt erholen. Eine Diät zu diesem Zeitpunkt ist also fehl am Platz!

Das Wohlergehen Ihres Babys und Ihre Gesundheit müssen im Vordergrund stehen – Ihr subjektives Wohlbefinden bezüglich des Gewichtes wird sich wie bei vielen anderen Stillenden von selbst wieder einstellen. Blitzdiäten strapazieren Ihren Körper und Ihre Nerven und sind mit einem Baby ohnehin meist nicht durchzuhalten. Also bleiben Sie geduldig mit sich selbst und tun Sie so das Beste für sich und Ihr Kind. Wenn Sie Ihr Ausgangsgewicht vor der Schwangerschaft langsam wieder erreichen, ist es in Ordnung. Sie sollten aber nicht mehr an Gewicht verlieren.

In Maßen trainieren

Auch beim Sporttreiben sollten Sie Ihr Gewicht im Auge behalten, denn eine bedeutende Gewichtsreduzierung während der Stillzeit ist, wie bereits erwähnt, keineswegs empfehlenswert. Unter einer deutlichen Gewichtsreduktion könnten nämlich sowohl die Qualität als auch die Quantität Ihrer Muttermilch leiden.

Stillen und Sport

Schon sehr bald nach der Entbindung können Sie mit einer behutsamen Gymnastik beginnen. Meist werden Wöchnerinnen bereits in der Klinik durch eine geschulte Physiotherapeutin zu speziellen Übungen angeleitet. Ganz sanft wird zunächst im Bett liegend begonnen, mit Atemübungen und kreisenden Fuß- und Armbewegungen den Kreislauf wieder zu kräftigen. Schon wenige Wochen später können Sie mehr machen und einen Kurs zur Rückbildungsgymnastik besuchen. Besondere Aufmerksamkeit gilt dabei der weiteren Kräftigung der Beckenboden-, der Bauch- und der Rückenmuskulatur. Die körperliche Belastung wird von Tag zu Tag leicht gesteigert. Wichtig sind auch gleich nach der Geburt Übungen, die den Blutfluss in den Beinvenen zurück zum Herzen fördern und so einem Blutstau und einer im Wochenbett gefürchteten Venenthrombose vorbeugen. Versuchen Sie unbedingt, auch zu Hause diese täglichen Übungen zu einer Art »Ritual« zu machen und sie fest in Ihren Alltag zu integrieren.

Häufig stellen stillende Mütter die Frage: »Kann ich mich schon während der Stillzeit wieder sportlich betätigen?« Ja, denn Stillen und Sporttreiben sind kein Widerspruch.

Sofern Sie sich gesund und fit fühlen, möchte ich Sie zu einer »maßvollen« sportlichen Betätigung ermuntern. Walken, Schwimmen und Radfahren sowie andere leichte körperliche Anstrengungen beeinträchtigen weder den Energiegehalt noch die Zusammensetzung Ihrer Muttermilch. Wenn Sie sich während und nach dem Sport besonders wohlfühlen, führt dies evtl. sogar zu einer leichten Erhöhung Ihrer Milchmenge, da die vermehrte Ausschüttung von Endorphinen (Glückshormonen) die Produktion des Milchbildungshormons Prolaktin anregen kann.

Ob sich der Geschmack der Muttermilch nach intensivem (!) Sport so verändert, dass die Milch leicht säuerlich oder bitter schmeckt, ist umstritten. Da eine Geschmacksveränderung aufgrund der mütterlichen Ernährung immer wieder vorkommt, sind Stillkinder an diese Gegebenheit gewöhnt. Aufgrund dessen kann davon ausgegangen werden, dass Ihr Baby keine Probleme mit einer evtl. geschmacklichen Abweichung hätte, die sich durch Ihre sportliche Betätigung ergeben würde. Schweiß an der Brust kann abgewaschen werden, sofern sich das Kind daran stört – was allerdings wohl eher selten vorkommt.

Die Familie

Unterstützung durch den Partner und die Einbeziehung von Verwandten erleichtern nicht nur die Stillbeziehung, sondern auch die Sorge um Geschwisterkinder.

Ihr Baby bedeutet sicherlich auch für Sie das größte Glück. Gleichzeitig heißt es aber auch, eine starke Herausforderung zu bewältigen, denn durch die Geburt werden grundlegende Veränderungen auf Sie zukommen.

Plötzlich ist alles anders. Sie müssen sich als Paar an die stark veränderte Situation anpassen. Als frischgebackene Eltern werden Sie vor viele unbekannte Aufgaben gestellt. Die eigenen Bedürfnisse müssen ab jetzt oft hintangestellt werden und Ihr Leben ist nun von einer großen Verantwortung geprägt.

Durch das Neugeborene verändert sich die bisherige Alltagsroutine sehr stark, was bisweilen zu einer Überforderung führen kann. In diesen Fällen rate ich Ihnen, ruhig auch einmal Unterstützungsangebote von lieben Menschen anzunehmen, die Ihnen gerne hilfreich zur Seite stehen.

Erfahrungsgemäß stellt sich aber der Alltag mit dem neuen Familienmitglied recht schnell ein. Zunehmend bestimmt dann ein gewisses Maß an Routine den Ablauf. Sobald sich auch das Stillen eingespielt hat, werden Sie die Stillzeiten als Erholungszeiten in inniger Zweisamkeit mit Ihrem Baby genießen können.

Die Rolle Ihres Partners

Die größte Unterstützung in der Eingewöhnungsphase wird Ihnen Ihr Partner bieten können. Mit netten, aufbauenden Worten, einer liebevoll zubereiteten Mahlzeit und tatkräftiger Unterstützung im Haushalt hat der Vater Ihres Kindes gerade in dieser für Sie anstrengenden

Zeit die Möglichkeit, zum Stillerfolg und guten Gedeihen Ihres gemeinsamen Babys beizutragen.

Vielleicht gelingt es Ihrem Partner, seinen Jahresurlaub oder einen Teil davon so zu organisieren, dass er in den ersten Wochen nach der Geburt mit Ihnen gemeinsam die Versorgung des Neugeborenen und des Haushalts übernehmen kann. So ergibt sich für Ihren Partner sicherlich auch die Gelegenheit, die speziellen Eigenheiten seines Kindes besser kennenzulernen, um noch intensiver mit ihm vertraut zu werden. Lassen Sie dem jungen Vater beim Versorgen des Kindes die erforderliche Zeit, um alles Notwendige in Ruhe einüben zu können, dann wird er Ihnen anschließend das Baby mit Freude zum Stillen reichen.

Ina

Wie gut sich unsere Kinder durch meine Muttermilch entwickelten

» *Bei meinem ersten Kind gab ich das Stillen sehr früh auf. Zum Glück konnten anfängliche Komplikationen beim Stillen unserer beiden später geborenen Töchter dank der Unterstützung einer Stillberaterin schnell überwunden werden. Bei auftretenden Fragen oder Unsicherheiten setzte ich mich immer so bald wie möglich mit ihr in Verbindung, was mir bei allen Schwierigkeiten half, umgehend die richtigen Maßnahmen zu ergreifen.*

Für meinen Mann war es schwierig, mich zum Stillen zu motivieren, wenn ich Probleme hatte. Da ich oftmals sehr erschöpft oder nervlich strapaziert war, stellte er mir manchmal die Frage, warum ich mich zusätzlich quäle. Heute ist er ebenso wie ich der Meinung, dass das Stillen ein wesentlicher Aspekt für unsere gute Mutter-Kind-Beziehung war und ich sehr unglücklich gewesen wäre, wenn ich darauf hätte verzichten müssen. Durch das frühe Abstillen unserer ältesten Tochter wurde mir in den Stillzeiten mit meinen beiden anderen Töchtern der Unterschied zwischen Flaschen- und Brusternährung sehr deutlich. Für mich war das Stillen der Auslöser für sehr starke Muttergefühle. Obwohl ich durch die Brusternährung anfangs kaum fremde Hilfe zur Entlastung in Anspruch nehmen konnte, genoss ich es sehr, der wertvollste Mensch für meine Babys zu sein. Ich fühlte mich ›unersetzlich‹ und es erfüllte mich mit großem Stolz, zu sehen, wie gut sich unsere Kinder durch meine Muttermilch entwickelten. «

Stillen und Sexualität

Vielleicht stellt sich Ihnen die Frage, wie die Themen »Stillen und Sexualität« miteinander harmonieren? Können Sie mit einem Stillbaby im Elternbett Ihre Sexualität überhaupt noch ausleben?

Wenn aus einem Paar eine Familie wird, ist es völlig normal, dass der sexuelle Freiraum eingeschränkt wird. Auch ein nicht gestilltes Baby wird oftmals nach seinen Eltern verlangen, obwohl diese gerade das Bedürfnis nach einem ungestörten Intimleben haben. Genauso wie in anderen Lebensbereichen werden Sie auch bei Ihrer sexuellen Liebe einen gemeinsamen Weg finden, sich einen gewissen Freiraum zu schaffen.

Es spricht nichts dagegen, im Beisein Ihres wachen kleinen Babys Zärtlichkeiten auszutauschen und sich zu lieben. Romantische Stimmungen, evtl. durch sanfte Musik und Kerzenschein, werden auch für Ihren kleinen Schatz angenehm spürbar sein. Wenn Sie gemeinsam mit Ihrem Baby im Ehebett schlafen, bietet es sich vielleicht an, sich während einer längeren Schlafphase Ihres Kindes ungestört zu lieben. Falls Sie befürchten, dass Ihr Baby durch Ihr Liebesspiel geweckt wird, ist es angebracht, sich eine geeignete Stelle in Ihrer Wohnung vorzubereiten, zu der Sie sich zurückziehen können, wenn Ihr Kind eingeschlafen ist.

Haben stillende Mütter ein geringeres sexuelles Verlangen?

In der ersten Zeit nach der Geburt haben die meisten Mütter ein geringeres Interesse an sexueller Aktivität. Dies ist bedingt durch Zeitmangel und durch körperliche Erschöpfung und hängt nicht damit zusammen, ob eine Frau stillt oder ihr Baby mit der Flasche ernährt.

Viele Frauen leiden durch die Geburt auch unter Schmerzen im Intimbereich. Lassen Sie Ihren Partner wissen, wenn Sie Schmerzen beim Verkehr empfinden. Er kann dann beim Beischlaf noch behutsamer auf Sie eingehen. Verständnisvolle Rücksichtnahme Ihres Partners ist nun sehr wichtig.

Manchmal berichten Frauen, dass sie die Streicheleinheiten Ihres Partners einerseits gerne genießen würden. Da sie sich jedoch durch sein sexuelles Verlangen belastet fühlen, versuchen sie andererseits, seine Annäherungen zu vermeiden, weil sie damit rechnen, dass sich dadurch sein Begehren nach Geschlechtsverkehr erhöht. Reden Sie miteinander über Ihre Bedürfnisse. Sicherlich entwickeln sich auch dann ab und zu Situationen, in denen Sie sich beide einfach ohne Sexualität liebevoll begegnen. Dies kann die Basis für eine harmonische Belebung Ihres Intimlebens bilden. Durch Verständnis und Einfühlsamkeit werden Sie gemeinsam die Grundlagen für einen Austausch von angenehmen Zärtlichkeiten schaffen.

Sollte bei Ihnen eine mangelnde sexuelle Bereitschaft damit zusammenhängen, dass eine hormonell bedingte Scheidentrockenheit oder Geburtsverletzungen im Intimbereich das Wohlfühlen beim Geschlechtsverkehr hemmen, besprechen Sie dieses Problem offen mit einem Arzt Ihres Vertrauens. Frauenärzte empfehlen mitunter, östrogenhaltige Scheidenzäpfchen oder Salben als Gleitmittel zu benutzen. Haben Sie keine Bedenken bzgl. der Milchbildung. Solche lokalen Mittel haben keine Auswirkungen auf die Milchmenge.

Ihre Liebe – neu entdeckt

Versuchen Sie sich, sooft es Ihr Alltag erlaubt, auch als Liebespaar wahrzunehmen, denn selbst wenn der altbekannte Spruch »Der Appetit kommt beim Essen!« in diesem Zusammenhang etwas seltsam klingen mag, könnte er für Ihr Sexualleben eine Anregung sein. Um dem Alltag eine romantische Stimmung zu entlocken und gemeinsam das Verlangen auf Zweisamkeit zu bekommen, ist es vielleicht hilfreich, wenn Sie Ihr Baby für ein paar Stunden z. B. einer guten Freundin oder den Großeltern anvertrauen. So gewinnen Sie Freiraum, um Ihrer Paarbeziehung die ungeteilte Aufmerksamkeit zu schenken. Nach der Geburt bietet sich Ihnen eine Chance, Ihr Liebesleben wieder neu zu entdecken. Was Sie früher als angenehm erlebt haben, reizt Sie nun vielleicht nicht mehr und umgekehrt. Wichtig ist es, dass Sie darüber reden, denn unausgesprochene Wünsche sind schwer zu erfüllen.

Auch als Eltern können Sie durch die fantasievolle Gestaltung Ihres Zusammenseins zum Ausdruck bringen: »Du bist mir wichtig und ich möchte für dich da sein!«

Ihr Körper verändert sich

Stillende Mütter haben häufig eine sehr positive Einstellung zu ihrem Körper, was sich auch im Bereich des Liebeslebens bemerkbar macht. Es spricht nichts dagegen, Ihre Brüste in das Liebesspiel einzubeziehen, wenn Sie beide Lust dazu haben. Wenn ihre Brustwarzen weder wund noch rissig sind, besteht durch die Berührungen Ihres Partners im Brustbereich keine erhöhte Gefahr von Brustinfektionen. Vielleicht empfinden Sie es aber auch als unangenehm, wenn Ihre ohnehin vom Saugen des Babys strapazierten Brustwarzen stimuliert werden. Oder es ist Ihnen einfach zu viel, wenn Ihr Partner mit Ihrem Busen, an dem Sie mehrmals am Tag Ihr Baby nähren, schmusen möchte. Auch in diesem Fall ist seine Rücksichtnahme gefragt.

Verursacht Stillen eine schlaffe Brust?

Oftmals wird befürchtet, dass die Ästhetik der Brust durch das Stillen leidet. Dabei ist es vollkommen normal, dass der Busen bei allen Müttern nach der Geburt eines Babys nicht mehr so fest ist wie vor der Schwangerschaft. Dieser Wandel hängt jedoch nicht mit dem Stillen, sondern mit der hormonell bedingten Ausreifung des Milchdrüsengewebes während der Schwangerschaft zusammen. Auch der natürliche Alterungsprozess und die Beschaffenheit Ihres Bindegewebes spielen hierbei eine wesentliche Rolle. Seien Sie unbesorgt! Durch das Stillen wird der Prozess der dauerhaften Brustveränderung nicht beschleunigt oder gar verursacht. Auch wenn Ihre Brüste nach dem endgültigen Abstillen vorübergehend noch ungewohnt weich sind, wird sich dieser Zustand ändern, sobald Ihr Busen wieder mehr an Fettgewebe gewinnt. Insbesondere wenn das Abstillen über einen langen Zeitraum erfolgt, regeneriert sich das Fettgewebe teilweise parallel zum Abbau des Milchdrüsengewebes.

Fließt beim Liebesakt Milch aus den Brüsten?

Vielfach berichten stillende Mütter, dass bei ihnen während des Orgasmus der Milchspendereflex derart heftig angeregt wird, dass ihre Milch tropft oder regelrecht aus den Brüsten »herausschießt«. Ein bereitgelegtes Handtuch kann dann die ausfließende Milch rasch aufsaugen. Durch festes Andrücken Ihrer flachen Hand auf die Brustwarze können Sie den Milchspendereflex etwas eindämmen. Einige Frauen schätzen in der ersten Zeit nach der Geburt während des intimen Zusammenseins mit ihrem Partner auch den schützenden Halt eines BHs mit Stilleinlagen. Das Auslaufen der Milch verringert sich erfahrungsgemäß mit zunehmender Stilldauer. Die Wahrscheinlichkeit, dass während des Geschlechtsverkehrs Milch aus Ihrer Brust fließt, können Sie reduzieren, indem Sie Ihre Brüste vor dem Liebesakt ausstreichen oder Ihr Kind an beiden Seiten stillen. Genießen Sie Ihre Stillzeit, so lange Sie möchten. Danach bleibt noch sehr viel Zeit, Ihren Busen wieder uneingeschränkt ins Liebesspiel mit Ihrem Partner einzubeziehen.

Verhütet das Stillen eines Babys eine weitere Schwangerschaft?

In der ersten Zeit nach der Geburt kann häufiges Stillen durchaus vor einer erneuten Schwangerschaft schützen. Je öfter Ihr Baby an Ihrer Brust trinkt, umso wahrscheinlicher ist es, dass der Eisprung und infolgedessen Ihre Menstruation ausbleiben. Bedingt durch dieses Phänomen, das auch Laktationsamenorrhö genannt wird, kann keine erneute Schwangerschaft entstehen. Dies hält bei einigen voll stillenden Müttern je nach Stillintensität über viele Monate hinweg an.

Verhütung nicht vergessen Im Laufe der Stillzeit steigt die Wahrscheinlichkeit, dass ein Eisprung erfolgt, ohne dass Sie dies bemerken. Zur Gewährleistung einer sicheren Empfängnisverhütung ist daher eine weitere bewusste Verhütungsmethode unbedingt erforderlich. Lassen Sie sich rechtzeitig von Ihrem Frauenarzt beraten. Auch wenn zwischen den einzelnen Stillmahlzeiten längere Schlafphasen Ihres Babys liegen, besteht die Wahrscheinlichkeit, dass Ihre Menstruation schon relativ bald wieder einsetzt und Sie empfänglich sind, obwohl Sie voll stillen.

Die Geschwister

Wenn Sie bereits ein Kind oder mehrere Kinder zu versorgen haben, werden Sie schon eine gewisse Übung mit dem notwendigen »Timing« haben. Vielleicht wird das größte Problem für Sie darin bestehen, dass Ihr Baby auch nachts nach Ihnen verlangt und Sie trotzdem am nächsten Morgen schon wieder früh gefordert werden. Beziehen Sie die Geschwisterkinder ihrem Alter entsprechend in die Betreuung und Pflege des Babys mit ein. Diese werden dann mehr Verständnis dafür aufbringen, dass die zeitlichen Zuwendungen für sie selbst etwas reduziert werden müssen. Oftmals häufen sich gerade in den ersten Wochen nach der Geburt eines Babys Besuche von guten Freunden und Verwandten. Manche Besucher vergessen allerdings bei ihrem Interesse für das Neugeborene, dass auch die Geschwisterkinder für Zuneigung dankbar sind. Hierauf können Sie dezent hinweisen. Enge Freunde oder Verwandte sind vielleicht bereit, sich für ein bis zwei Stunden als Babysitter zur Verfügung zu stellen oder das Neugeborene zu einem kleinen Spaziergang abzuholen. Diese Zeit könnten Sie nutzen, um sich einmal ausschließlich mit Ihren anderen Kindern zu beschäftigen, in Ruhe einzukaufen oder sich einfach nur mal auszuruhen. Eine mitgebrachte Mahlzeit, ein Gutschein für einen Essens-Lieferservice oder eine Haushaltshilfe bzw. Hilfestellung z. B. Einkäufe erledigen – sind oft viel mehr wert als die vielen kleinen Geschenke für das Baby.

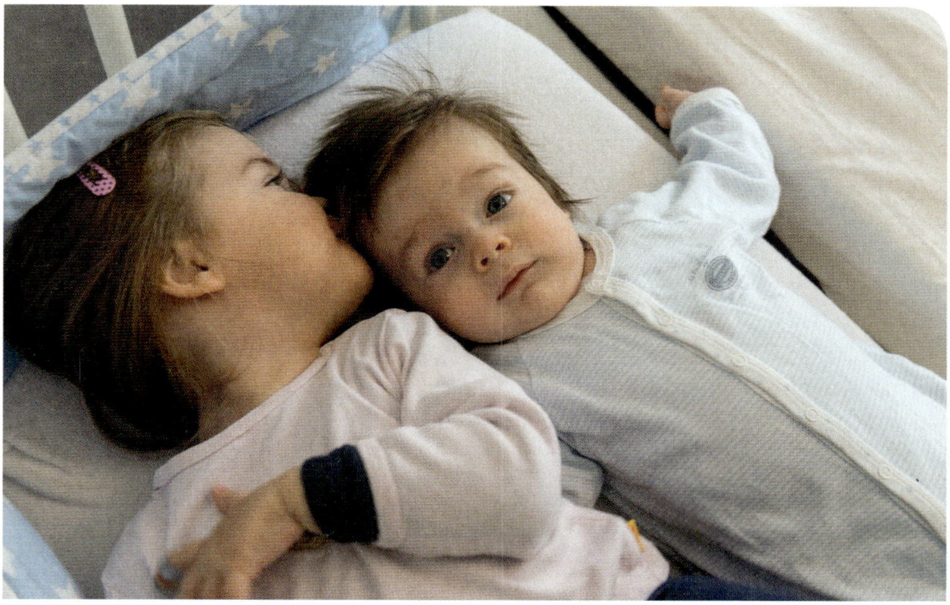

Entnehmen von Muttermilch

Im Laufe der Stillzeit kann es aus verschiedenen Gründen notwendig sein, dass Sie Milch aus ihrer Brust entnehmen wollen oder müssen.

Bei der Entnahme von Muttermilch bieten sich zwei Methoden an: erstens die Entleerung der Brust von Hand und zweitens das Entnehmen der Milch mithilfe einer Pumpe. Sicherlich ist Ihnen bei der Beschäftigung mit dem Thema »Stillen« schon der Begriff »Milchpumpe« begegnet. Möglicherweise klingt der Begriff »abpumpen« für Sie zu mechanisch und daher eher etwas abschreckend. »Abpumpen« passt doch scheinbar so gar nicht in die gefühlsbetonte und emotionale Zweisamkeit zwischen Mutter und Baby.

Aber in zahlreichen Situationen erweist sich das moderne Hilfsmittel »Milchpumpe« als wahrer Segen. Sein Einsatz reicht von der Anregung der Milchbildung über Unterstützung in schwierigen Situationen bis hin zum Stillersatz. Falls Sie darauf angewiesen sind, Ihre Milch abzupumpen, wird sich Ihre eventuelle anfängliche Scheu mit dem erfolgreichen Einsatz dieses technischen Hilfsmittels bald legen.

Die Brust von Hand oder mit einer Milchpumpe entleeren

Im Laufe der Stillzeit kann es durchaus Situationen geben, in denen Sie selbst Milch aus Ihrer Brust entnehmen müssen oder wollen:

Möglicherweise wollen Sie Ihre Milchbildung anregen,

- weil Ihr Baby zu früh geboren wurde und saugschwach oder krank ist,
- weil Ihre Milchbildung – z. B. aufgrund von eigener Krankheit oder zu geringer Stimulation Ihrer Brüste – unzureichend oder rückläufig ist oder

- weil Ihr Baby vorübergehend nicht gestillt werden kann, da Sie beide zeitweise voneinander getrennt sind oder eine (kurzfristige) Stillunterbrechung – z. B. wegen zeitweiliger nicht stillverträglicher Medikamenteneinnahme erforderlich ist.

Möglicherweise müssen Sie Ihre Milch entnehmen,

- weil Ihre Brüste zu voll sind und das Anlegen Ihres Kindes deshalb nicht möglich ist oder
- weil Sie unter einem Milchstau mit Verhärtungen und Schmerzen leiden, der nicht durch das Saugen Ihres Babys gelöst werden kann.

Möglicherweise wollen Sie Ihre Milch entnehmen,

- weil das Saugen Ihres Babys Ihnen wegen wunder oder rissiger Brustwarzen zu große Schmerzen bereitet oder
- weil Ihr Baby nicht fähig ist, effektiv an Ihrer Brust zu saugen.

Möglicherweise brauchen Sie einen Muttermilchvorrat,

- weil Sie sich einer kurzfristigen geplanten medizinischen Behandlung unterziehen müssen, die nicht mit dem Stillen vereinbar ist,
- weil Sie beabsichtigen, mehr als drei bis vier Stunden von Ihrem voll gestillten Kind getrennt zu sein oder
- weil Sie wieder berufstätig sind und Ihr Kind von einer Betreuungsperson mit Muttermilch gefüttert werden soll.

Entleerung von Hand

Die Entleerung der Brust von Hand ist eine einfache und hilfreiche Methode, Milch zu entnehmen oder einen Milchstau zu beseitigen. Es ist sinnvoll, sich mit der Methode der Brustentleerung von Hand vertraut zu machen, auch wenn momentan gar kein Bedarf dafür besteht. Dann beherrschen Sie diese Fertigkeit, wenn Sie z. B. unverhofft einmal nicht pünktlich nach Hause kommen oder ihr Baby überraschend in einen Stillstreik tritt.

Obwohl es anfangs leicht schmerzhaft sein kann, die Verhärtungen und Knoten weich zu bekommen, sind die Massage und das Entleeren der Brust von Hand neben dem Saugen Ihres Babys eine sehr effektive Methode, um Stauungen in den Milchgängen aufzulösen. Das Ausstreichen der Brust wird Ihnen vielleicht am besten unter einer heißen Dusche gelingen.

Entleerung mit einer Milchpumpe

Milchpumpen ahmen den Saugrhythmus des Babys an der Brust nach und ermöglichen so die Milchgewinnung. Das Angebot reicht von einfachen Handpumpen, die für die kurzfristige Milchentnahme geeignet sind, bis hin zu elektrischen Intervallpumpen, die für eine langfristige, regelmäßige Nutzung vorgesehen sind. Da Letztgenannte recht teuer sind, empfehle ich Ihnen eine Ausleihpumpe. Welche Pumpe für Sie geeignet ist und worin die oft erheblichen Unterschiede bzw. die Vor- und Nachteile liegen, können Sie bei Hebammen, Stillberaterinnen, Apotheken oder den Herstellern erfahren.

Stellen Sie sich darauf ein, dass auch das Abpumpen von Muttermilch eine Fertigkeit ist, die erlernt und eingeübt werden muss. Eine Pumpe kann die Brust zwar nicht so effektiv stimulieren wie ein gut saugendes Baby, aber es gibt Möglichkeiten, wie Sie die Ergebnisse optimieren können. Der Schlüssel zum erfolgreichen Abpumpen ist das Auslösen Ihres Milchspendereflexes. Hier einige Tipps:

- Räumen Sie sich ausreichend Zeit zum Pumpen ein, denn Ruhe und Gelassenheit sind wichtige Faktoren!
- Machen Sie es sich an einem angenehmen Platz gemütlich. Schalten Sie das Telefon leise, stellen Sie Ihre Haustürklingel ab oder hängen Sie ein Schild »Bitte nicht stören!« an die Tür!
- Schauen Sie Ihr Baby oder ein Foto Ihres Babys an oder riechen Sie an einem getragenen Kleidungsstück von ihm.
- Legen Sie sich eventuell vor dem Abpumpen eine warme Kompresse auf die Brust.
- Massieren Sie Ihre Brust und tragen Sie so zum Auslösen des Milchspendereflexes bei!
- Stellen Sie sich ein warmes Getränk (evtl. mit Strohhalm) bzw. einen kleinen Imbiss in Reichweite.
- Beim Pumpen ist sorgfältigste Hygiene notwendig. Benutzen Sie nur hygienisch saubere Pumpensets. Reinigen Sie vorher gründlich Hände und Fingernägel!

So entleeren Sie Ihre Brust von Hand

1. Massieren Sie Ihre Brust mit leichten kreisenden Bewegungen von außen nach innen, um den Milchspendereflex zu fördern. Führen Sie mit zwei oder drei Fingern kleine Kreisbewegungen aus und setzen Sie ihre Finger immer wieder neu auf, damit die Haut nicht verschoben wird.
2. Beim anschließenden Entleeren der Brust von Hand streichen Sie mit der ganzen Handfläche rund um die Brust – vom Ansatz bis über die Brustwarze hinaus.
3. Legen Sie den Daumen oberhalb Ihrer Brustwarze, Ihren Zeige- und Mittelfinger unterhalb der Brustwarze auf. Ihre Finger sollten etwa 2–3 cm von der Brustwarze entfernt sein. Nun drücken und lösen Sie abwechselnd Ihre Finger, um die Milch aus Ihrer Brust »pressen« zu können.

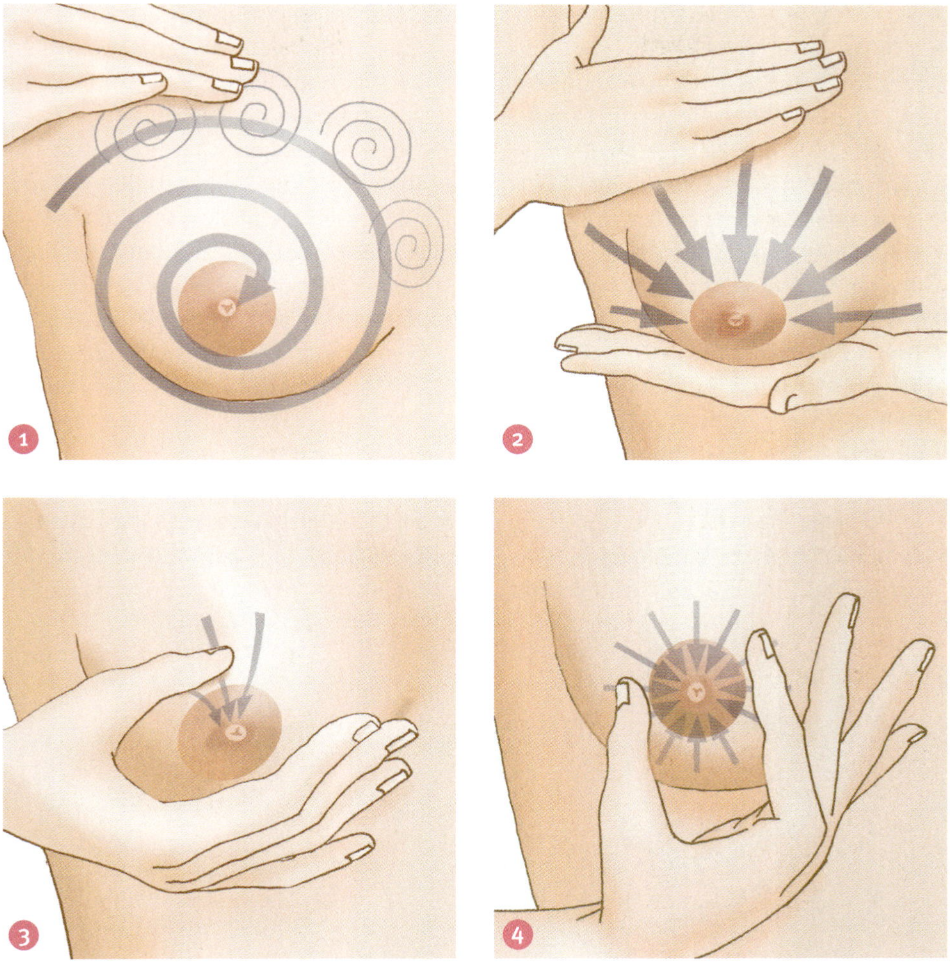

4. Wechseln Sie die Position Ihrer Finger rund um den Brustwarzenhof, damit alle Milchgänge gut entleert werden können. Bei diesem Vorgang sollten Sie ebenfalls darauf achten, die Haut Ihrer Brust nicht zu verschieben.

- Fangen Sie die Milch in einem dafür vorgesehenen sauberen Gefäß auf. Machen Sie evtl. eine kurze Pause von einigen Minuten und wiederholen Sie alle hier beschriebenen Vorgänge.

Wie häufig muss die Brust entleert werden?

Wie oft Sie Ihre Brust von Hand entleeren bzw. pumpen, sollten Sie von Ihrer individuellen Situation abhängig machen.

- **Zum Anregen der Milchbildung** ist es notwendig, tagsüber etwa alle zwei bis drei Stunden zu pumpen. In der Nacht können Sie die Pumppausen ruhig etwas ausdehnen.
- **Zum Aufrechterhalten Ihrer Milchbildung** bei vorübergehenden Problemen sollten Sie im gleichen Rhythmus abpumpen, wie Ihr Baby normalerweise gestillt werden würde (mindestens alle drei bis vier Stunden).
- **Zum Gewinnen eines Milchvorrates** entnehmen Sie die gewünschte Menge Muttermilch jeweils nach dem letzten Stillvorgang, wenn etwa ein Drittel der Intervallzeit vergangen ist. Dies können Sie entweder durch das Ausstreichen von Hand oder alternativ durch Abpumpen Ihrer Milch erreichen. (Die erwähnte Intervallzeit bedeutet z. B.: Bei einem Stillrhythmus von drei Stunden entleeren Sie ungefähr eine Stunde nach dem letzten Stillen die zur Bevorratung vorgesehene Milchmenge.) So hat Ihr Körper noch etwa zwei Stunden Zeit, bis zur nächsten Stillmahlzeit wieder ausreichend Muttermilch bilden zu können.
- **Bei lediglich kurzer Trennung von Ihrem Baby** ist es angebracht, am Vortag ein- bis zweimal zu pumpen und

Milchpumpen

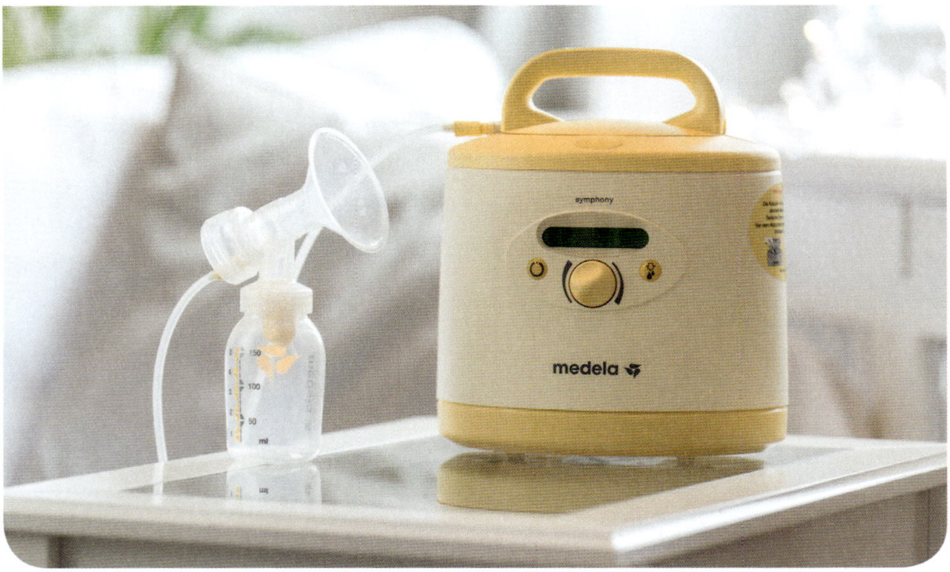

eventuell nochmals ein- bis zweimal im Laufe des Tages, an dem Sie von Ihrem Baby getrennt sind.

- **Bei regelmäßiger längerer Abwesenheit** sollten Sie vor dem ersten längerfristigen Getrenntsein genügend Milch für den geplanten Zeitraum abpumpen. Während der Trennung von Ihrem Kind können Sie dann pumpen, wenn Ihr Kind normalerweise trinken würde. Diese Milch steht somit bei Ihrer nächsten Abwesenheit zur Verfügung.
- **Bei ausschließlichem Pumpen** ohne Anlegen an die Mutterbrust pumpen Sie im gleichen Rhythmus, in dem Ihr Baby gefüttert wird bzw. nach jeder Muttermilchflaschenmahlzeit Ihres Kindes.

Umgang mit der gewonnenen Muttermilch

Die entnommene Muttermilch kann bis zu sechs Stunden bei Raumtemperatur stehen bleiben. Danach sollte sie umgehend verfüttert werden. Alternativ können Sie Ihre Milch direkt nach dem Entnehmen kühlen und lagern. Für Sie als Mutter ist es sicherlich ein beruhigendes Gefühl zu wissen, dass Ihr Baby dadurch bei einer unvorhergesehenen Abwesenheit mit Muttermilch gefüttert werden kann.

Lagerung der Muttermilch

Im Kühlschrank kann frische Muttermilch zwischen +4 °C und +6 °C aufbewahrt werden und muss innerhalb von spätestens 72 Stunden verbraucht sein. Beachten Sie: Muttermilch keinesfalls in der Kühlschranktür lagern, da die Temperatur dort höher liegt als im Innenraum des Kühlschranks. Ist absehbar, dass die Milch nicht binnen drei Tagen verbraucht wird, rate ich Ihnen, den gewonnenen Vorrat gleich nach dem Abpumpen zur Bevorratung im Tiefkühlschrank bei –18 °C bis –40 °C aufzubewahren. Diese Muttermilch ist dann für den Verbrauch innerhalb der nächsten sechs Monate geeignet. Als Behälter zum Einfrieren von Muttermilch eignen sich neben normalen Plastikgefäßen (Plastikflaschen) auch spezielle Muttermilchbeutel, die Sie z. B. über die Apotheke beziehen können. In den verwendeten Milchflaschen oder den dafür vorgesehenen Beuteln muss beim Einfüllen etwas Luftraum belassen werden, da sich die Milch im gefrorenen Zustand ausdehnt.

Um eine Verunreinigung durch Keime so gering wie möglich zu halten, sollte das Umgießen von einem Muttermilchbehälter in einen anderen möglichst vermieden werden. Beim Abpumpen mit hochwertigen Brustpumpen fließt die so gewonnene Milch direkt in die für die Fütterung vorgesehene Flasche oder in einen speziellen Muttermilcheinfrierbeutel. Frisch abgepumpte Muttermilch kann gefrorener Milch beigefügt werden, sofern sie zuerst abgekühlt wurde und sich nach dem Zusammenschütten weniger frische als gefrorene Milch im Behälter befindet. Es muss dabei gewährleistet sein, dass die bereits gefrorene Schicht nicht auftaut.

Auftauen und Erwärmen von Muttermilch

Gefrorene Milch muss schonend aufgetaut werden. Entweder tauen Sie die Milch über 24 Stunden im Kühlschrank bei etwa +4 °C oder bei Raumtemperatur auf. Wenn es eilt, kann die Milch auch schnell unter fließendem Wasser oder im Wasserbad aufgetaut werden. Die Wassertemperatur sollte hierbei nicht mehr als +37 °C betragen. Das Erwärmen in der Mikrowelle ist absolut ungeeignet, weil die Milch dabei ungleichmäßig erhitzt wird und es dadurch zu Verbrennungen im Mund kommen kann. Außerdem zerstört eine starke Erhitzung die wertvollen Inhaltsstoffe in der Muttermilch. Aufgetaute Muttermilch kann für 24 Stunden bei Kühlschranktemperatur gelagert werden. Nach dem Öffnen des Behälters muss die Milch innerhalb von zwölf Stunden verbraucht werden. Einmal aufgewärmte Überreste von Muttermilchmahlzeiten dürfen Sie Ihrem Baby nicht mehr füttern, jedoch leisten diese Reste als Heilmittel auf der Babyhaut oder als Zusatz zum Badewasser noch gute Dienste. In äußerst seltenen Fällen kommt es vor, dass abgepumpte Muttermilch trotz ordnungsgemäßer und hygienischer Behandlung nach dem Einfrieren säuerlich und verdorben riecht bzw. schmeckt. Falls dies bei Ihnen – öfters – vorkommt, können Sie Abhilfe schaffen, indem Sie die Milch nach dem Abpumpen direkt in einem sauberen Gefäß erwärmen und erst anschließend einfrieren. Bitte achten Sie jedoch darauf, dass diese Milch nicht aufkocht, da beim Aufkochen von Muttermilch wichtige Inhaltsstoffe verloren gehen.

Transport von Muttermilch

Wenn Sie abgepumpte Muttermilch transportieren, achten Sie bitte darauf, die Kühlkette niemals zu unterbrechen, damit eine Keimvermehrung verhindert wird. Stellen Sie die Milchflaschen zum Transport aufrecht in eine Kühltasche mit Kühlelementen. Manchmal setzen sich die Fettanteile der Milch beim Aufbewahren ab. Das bedeutet nicht, dass die Milch verdorben ist. Schütteln Sie einfach sanft die Flasche, dabei wird sich das Fett wieder mit der restlichen Flüssigkeit vermischen.

Muttermilch füttern

Muttermilch ist aufgrund ihrer idealen Zusammensetzung wesentlich dünnflüssiger und bekömmlicher als Pulvernahrung. Wegen der dünneren Konsistenz sollte abgepumpte Milch ausschließlich mit einem Teesauger oder einem speziellen Muttermilchsauger gefüttert werden. Falls Ihr Baby bisher seine Nahrung ausschließlich aus der Brust getrunken hat, akzeptiert es die Muttermilch aus der Flasche vielleicht eher, wenn sie von einer anderen Person gefüttert wird. Um eine Saugverwirrung zu vermeiden bzw. wenn das Trinken aus der Flasche nicht möglich ist, kann die entnommene Milch dem Baby auch mit einem speziell dafür vorgesehen Becherchen gegeben werden. Ein besonders geformter Trinkrand erleichtert das Trinken. Sie können dazu auch einfach ein kleines Schnapsglas nehmen.

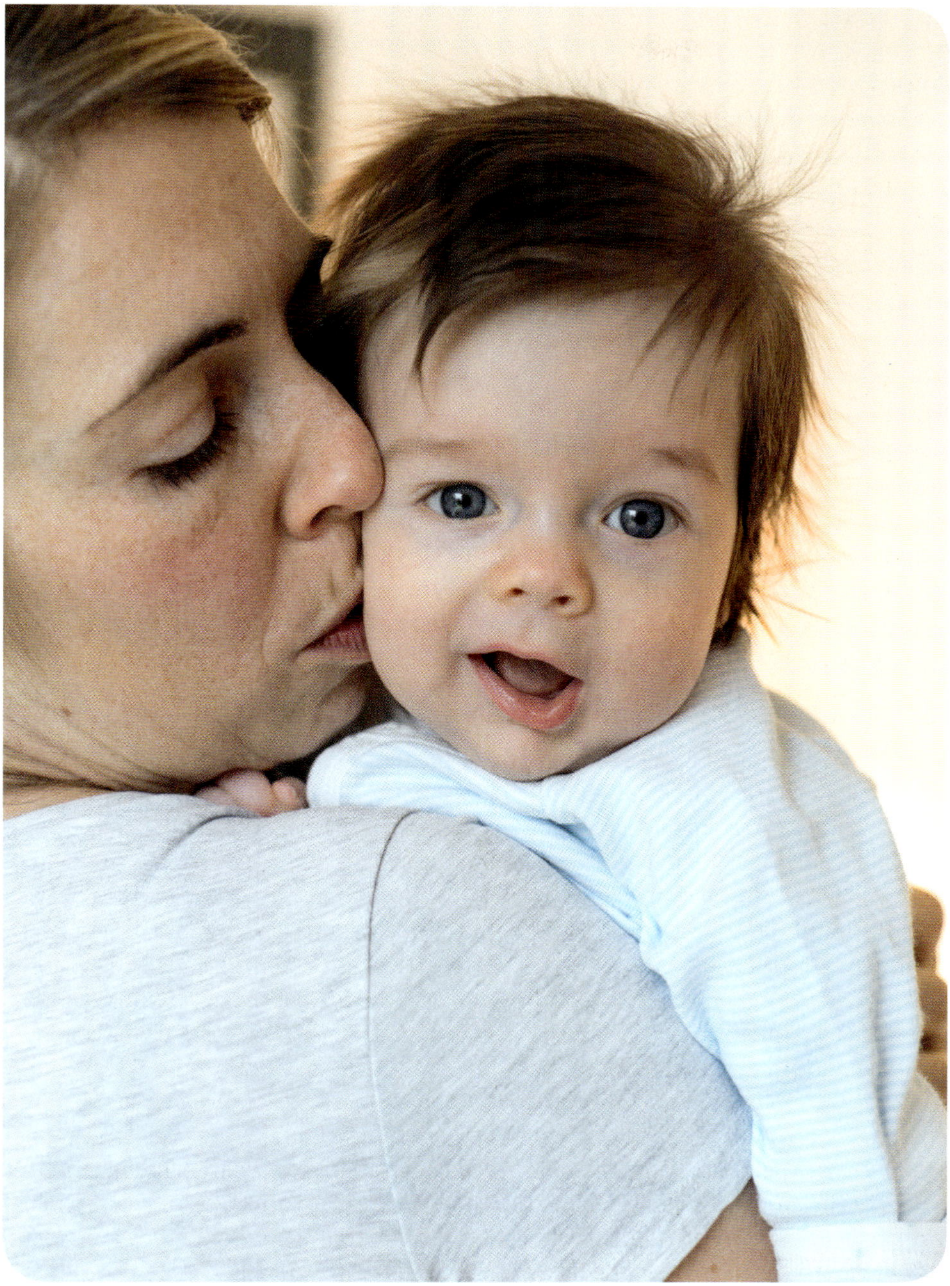

Stillen und Berufstätigkeit

Auch wenn Sie berufsbedingt mehrere Stunden am Tag von Ihrem Baby getrennt sind, ist es möglich und gut für Sie beide zu stillen.

Steht für Sie jetzt schon fest, dass Sie bald nach der Geburt wieder berufstätig sein möchten? Dann sind Sie vielleicht verunsichert, ob Sie Ihr Baby überhaupt stillen können. Keine Sorge, es ist möglich! Viele Frauen, die unzureichend informiert sind, beginnen erst gar nicht zu stillen. Ich möchte Sie jedoch besonders ermutigen und rate Ihnen dazu, Ihren Arbeitgeber rechtzeitig über Ihre Pläne zu informieren.

Idealfall und Regelfall

Die Ausübung Ihres Berufes ist kein Stillhindernis. Laut Mutterschutzgesetz steht Ihnen pro Arbeitstag von acht Stunden – zusätzlich zu den normalen Pausen – zweimal eine halbe oder einmal eine ganze Stunde als Stillpause zu, die Sie jedoch auch alternativ dazu nutzen können, Ihre Milch am Arbeitsplatz auszustreichen oder abzupumpen. Planen Sie Ihr Vorhaben »Stillen trotz Berufstätigkeit« selbstsicher und optimistisch. Sprechen Sie mit Ihrem Partner und den Personen, die Ihr Kind während Ihrer Abwesenheit betreuen, darüber, wie der Alltag nach der Aufnahme Ihrer Arbeitstätigkeit ablaufen soll! Möglicherweise gehören Sie zu den Frauen, die sich ihr Baby zum Stillen an den Arbeitsplatz bringen lassen können. Das ist zwar der Idealfall für eine berufstätige stillende Mutter, dennoch aber eher die Ausnahme. In der Regel pumpen die stillenden Mütter ihre Muttermilch am Arbeitsplatz ab und bewahren sie anschließend gekühlt in einer Milchflasche oder einem Muttermilchbeutel auf, um sie nach Dienstschluss – ohne die Kühlkette zu unterbrechen – mit nach Hause zu nehmen.

Gut vorbereitet in den Berufsalltag

Mit einer guten Planung ist ein wichtiger Schritt in Richtung einer »erfolgreichen Stillbeziehung trotz Berufstätigkeit« getan:

- Üben Sie rechtzeitig das Ausstreichen Ihrer Brust von Hand oder informieren Sie sich frühzeitig darüber, wo Sie eine Milchpumpe ausleihen oder kaufen können. Erkundigen Sie sich nach einem Ort an Ihrem Arbeitsplatz, an dem Sie Ihre Muttermilch hygienisch entnehmen, kühlen und lagern können.
- Organisieren Sie eine Kühlmöglichkeit (z. B. Kühlbox) für den Milchtransport vom Arbeitsplatz nach Hause.
- Sprechen Sie mit Ihrem Partner und der Betreuungsperson Ihres Kindes über Aufgabenteilung.
- Beginnen Sie ein bis zwei Wochen vor Ihrem Arbeitsantritt mit dem Abpumpen Ihrer Muttermilch. So gewinnen Sie eine gewisse Routine beim Sammeln der Milch.
- Legen Sie sich einen Milchvorrat an, mit dem Ihr Kind frühzeitig an das Trinken aus der Flasche gewöhnt werden kann.

Co-Sleeping

Um das Stillen über längere Zeit erfolgreich zu gestalten, wird vor allem bei berufstätigen Müttern das Co-Sleeping (gemeinsames nächtliches Schlafen von Mutter und Kind in einem Bett) als sehr wichtig eingestuft. Dadurch, dass Ihr Kind in der Nacht nahe bei Ihnen liegt, können Sie es – ohne selbst aufstehen zu müssen – bequem stillen. Wie im Kapitel »Die nächtlichen Stillmahlzeiten« (Seite 54) bereits erwähnt, gelingt es Ihnen mit der Zeit sicherlich, auch selbst während des Stillens einzuschlafen. Dies bedeutet, dass Sie morgens besser ausgeruht sind. Die frühen Stillmahlzeiten im warmen Bett bieten Ihnen die Möglichkeit, noch ausgiebig mit Ihrem Baby zu kuscheln, bevor Sie zur Arbeit gehen.

Heike

Regelmäßig abpumpen

» *Als ich mitten in meiner schulischen Ausbildung mein erstes Kind bekam, stellte ich mir die Frage: ›Wie kann ich in dieser Situation überhaupt stillen?‹ Bei diesem Problem half mir meine Stillberaterin mit Tipps und Ratschlägen. Ich besorgte mir eine Milchpumpe, pumpte in den acht Wochen der Mutterschutzzeit zwischen den Stillmahlzeiten kleinere Mengen Muttermilch ab und fror diese ein. So konnte ich einen Milchvorrat für die kommende Unterrichtszeit sammeln. Von diesem Vorrat nahm meine Mutter, die meinen Sohn in meiner Abwesenheit betreute, einzelne Milchportionen weg, um sie zu erwärmen und Raschid damit zu füttern. Nach Absprache mit der Schulleitung konnte ich in der Schule regelmäßig abpumpen und die Milch auch dort einfrieren. Am Ende des Unterrichts nahm ich die eingefrorene Milch in einer Kühltasche mit nach Hause. Diese Milch fütterte meine Mutter dem Kleinen am nächsten Tag. Nach sechs Wochen begannen die Sommerferien. Ich genoss es wieder, ständig bei meinem Baby zu sein und ausschließlich zu stillen. Als Raschid vier Monate alt war, begann ich ihm leichte Beikost anzubieten. Trotzdem stillte ich ihn weiter, anfänglich noch nachmittags, abends und nachts; später nur noch abends und nachts. Durch die Stillbeziehung hatte ich die Möglichkeit, einen besonders innigen Kontakt zu ihm aufzubauen, obwohl er häufig von meiner Mutter betreut wurde. Aus der geplanten zweijährigen Stillzeit wurden zwar nur acht Monate, die mich aber trotzdem mit viel Stolz erfüllten.* «

Nicole

Sitzecke im Archiv

» *Für mich stellte sich nie die Frage ›Stillen – ja oder nein …?‹ Umso schöner war es, dass alles von Anfang an absolut problemlos funktionierte. Auch zu Hause verlief das Stillen ohne Komplikationen. Ich genoss die gemeinsame Zeit während des Mutterschutzes mit Janis sehr intensiv. Anschließend konnte ich noch vier Wochen Urlaub nehmen und danach hieß es ›zurück in die Arbeitswelt‹. Es fiel mir unendlich schwer, mich morgens von meinem Kind zu trennen. An meinem ersten Arbeitstag verließ ich heulend die Wohnung. So ging ich ausgerüstet mit Pumpe und Vaporisator ins Büro. Das Abpumpen funktionierte sehr gut und Janis trank bei meiner Mutter zu unserem Erstaunen die von mir abgepumpte Muttermilch aus der Flasche ohne Probleme. Da es im Büro keinen geeigneten Aufenthaltsraum zum Abpumpen gab, ›nistete‹ ich mich im Archiv der Buchhaltungsabteilung ein. Ich erlebte in dieser Zeit viele nette Gesten von Kollegen. Irgendwann spielte sich alles dann auch so gut ein, dass ich mein Büro zum Pumpen gar nicht mehr verlassen musste. Wir konnten es nämlich so einrichten, dass mein Kollege seine Außendiensttermine mit mir abstimmte und ich das Büro in dieser Zeit für mich alleine hatte und abschließen konnte. Auf diese Weise konnte Janis bis zum sechsten Lebensmonat ausschließlich mit Muttermilch ernährt werden. Als unser Sohn etwa ein Jahr alt war, beschränkten wir die Muttermilchmahlzeiten auf den Abend und die Nacht. Manchmal kamen mir allerdings Zweifel, ob es richtig ist, nachts noch zu stillen. Aber da ich unser Kind tagsüber immer noch sehr vermisste, wollte ich wenigstens nachts diese Innigkeit zwischen uns nicht aufgeben. Janis, mein Mann und ich fühlten uns noch viele Monate sehr wohl mit dieser Lösung.* «

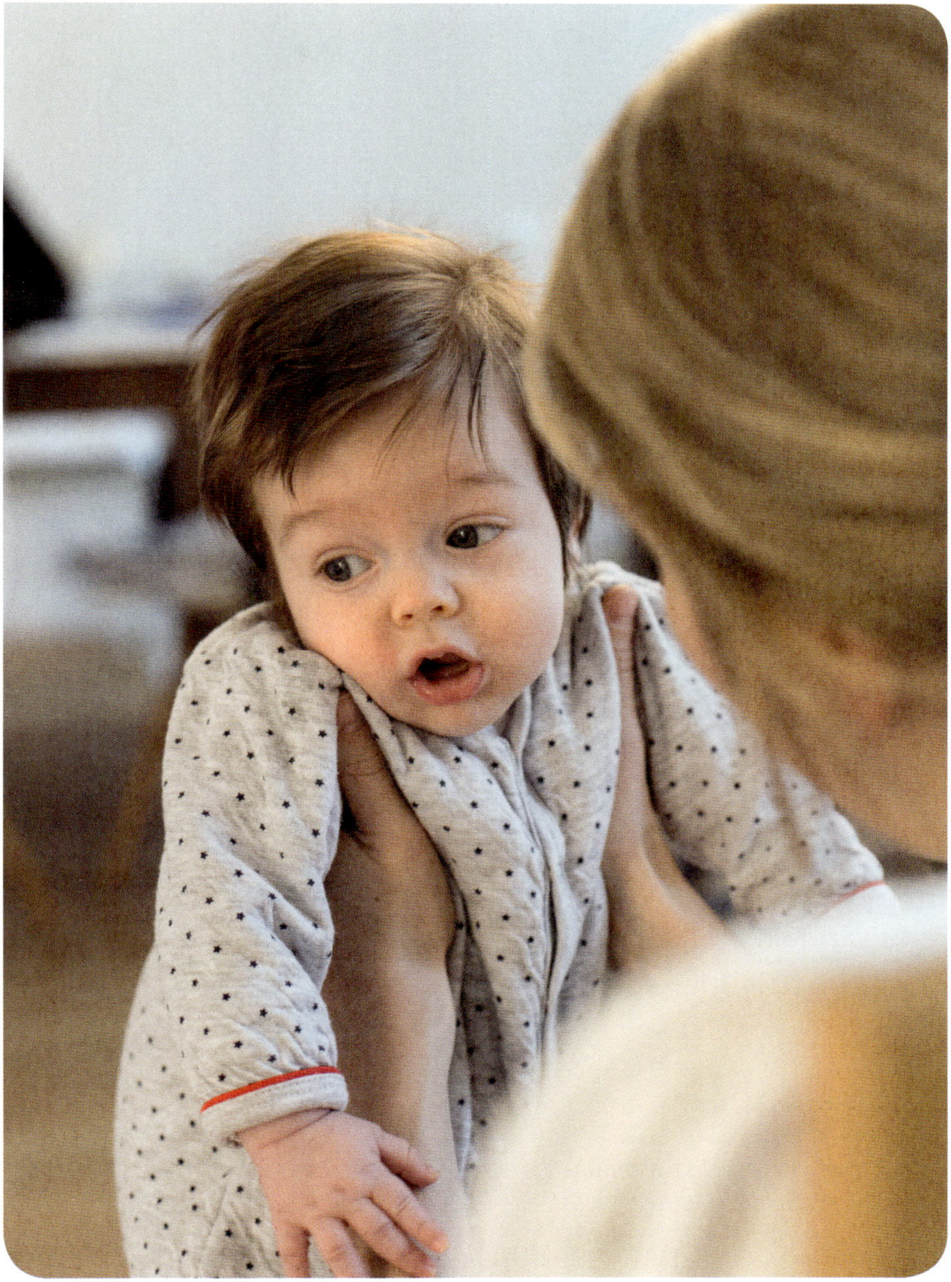

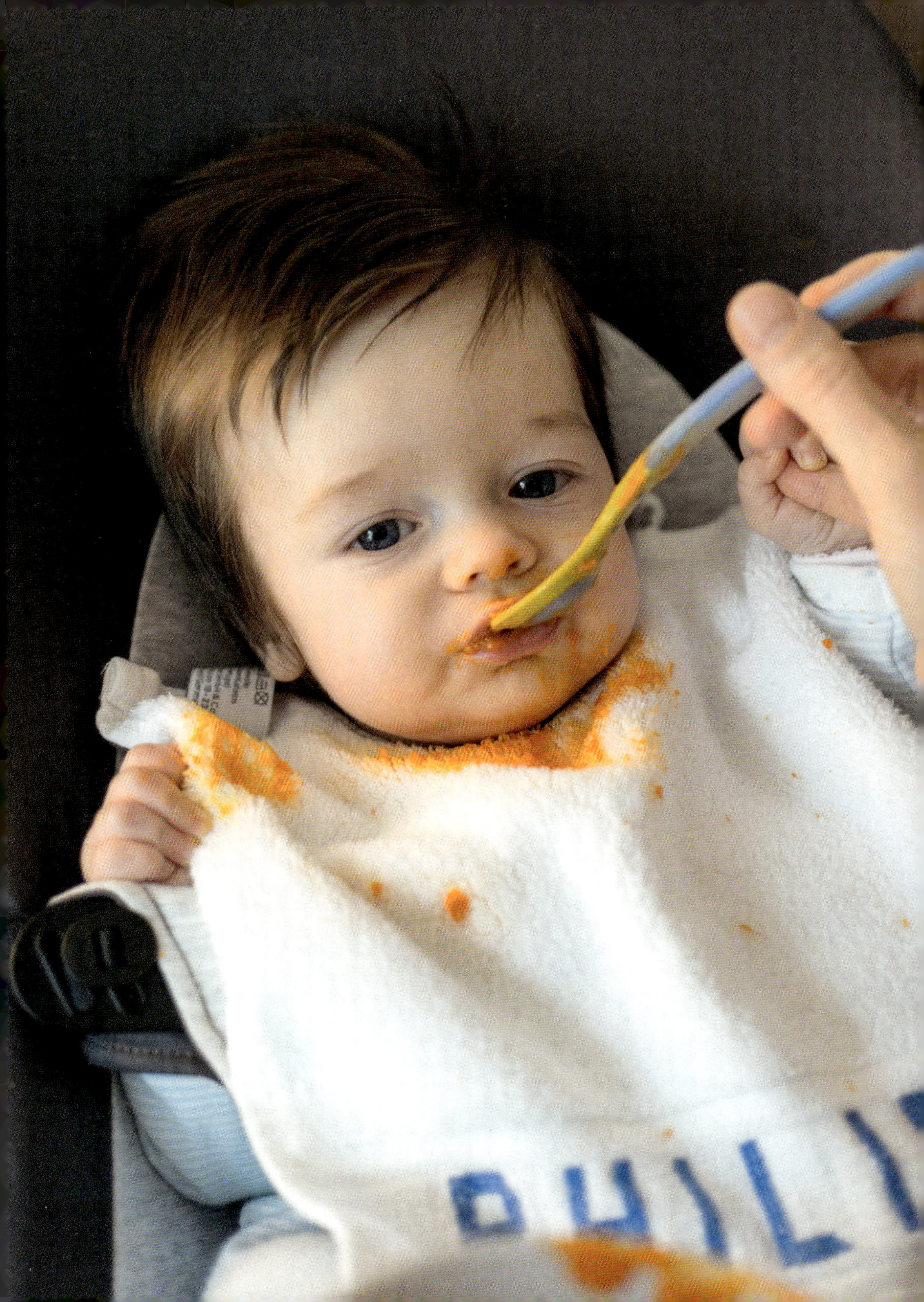

Der Übergang zur Beikost

Im Alter von etwa sechs Monaten signalisiert Ihnen Ihr Baby, dass es bereit ist, feste Nahrung aufzunehmen. Nun ist der richtige Zeitpunkt für die Beikost.

Eine lange Stillbeziehung behutsam beenden

Mit Einführung der Beikost tritt das Stillen als Ernährung nach und nach in den Hintergrund. Ihre Muttermilch wird sich entsprechend mehr und mehr zurückbilden.

In dem Maße, in dem Ihr Baby andere Nahrung zu sich nimmt, wird sich Ihre Muttermilch mehr und mehr zurückbilden und am Ende gänzlich versiegen. Wird dem allmählichen Abstillen genügend Zeit eingeräumt, stellt sich Ihr Körper ohne besondere Maßnahmen auf die sinkende Nachfrage ein. Durch behutsames Abstillen bildet sich das Milchdrüsengewebe allmählich zurück. Dies führt dazu, dass auch Brüste, die viele Monate ihre naturgemäße Funktion als Nahrungsquelle erfüllt haben, bald wieder kleiner und fester werden. Wenn Sie diesen natürlichen Verlauf zulassen, brauchen Sie Ihre Milch nicht mit zusätzlichen Maßnahmen zum Versiegen zu bringen. Sollten Sie jedoch trotzdem einmal unter einem zu hohen Druck in der Brust leiden, können Sie sich mit den im Kapitel »Milchstau« (Seite 115) erwähnten Empfehlungen Erleichterung verschaffen. Im Übrigen wird durch das Verrichten körperlich anstrengender Arbeiten oftmals auch ein Rückgang der Milchbildung bewirkt.

Langes Stillen nützt und schützt

Unter dem Gesichtspunkt der Nahrungsaufnahme kann ein Kind dann endgültig abgestillt werden, wenn es hauptsächlich feste Kost bekommt und fähig ist, seine Getränke aus einem Trinkbehälter zu sich zu nehmen. Stillen bedeutet aber mehr als nur Nahrungsaufnahme. Die emotionalen Aspekte einer Mutter-Kind-Beziehung sind beim Stillen von sehr großer Bedeutung. Darum ist es wichtig, dem Lösen aus dieser wunderbaren und innigen Verbindung nach Möglichkeit einen großen Zeitrahmen einzuräumen. Durch einen langsamen Abstillprozess bleibt sowohl Ihnen als auch Ihrem Kind genügend Zeit, sich mit der veränderten Situation vertraut zu machen. Wenn Sie die für Sie und Ihr Kind kostbaren und kuscheligen Stillmomente noch lange beibehalten möchten, spricht nichts dagegen, auch ein älteres Kind, das die Grenze zum dritten Lebensjahr überschritten hat, weiterzustillen, obwohl es sich schon am Familientisch miternährt. Nach wie vor können Sie Ihrem Kind auch in dieser Phase noch Geborgenheit und Trost an Ihrer Brust bieten.

Von der Brust zum Brei

Richten Sie sich bei der Einführung der Beikost nach der Bereitschaft Ihres Kindes, dann sind Sie auf der sicheren Seite.

Erst Brei, dann Brust Am Anfang reicht es völlig aus, wenn Ihr Baby einmal am Tag einige Löffelchen Gemüse- oder Obstbrei zu sich nimmt. Es wird dann anschließend noch gerne den Rest seiner Mahlzeit aus Ihrer Brust trinken. Gehen Sie hierbei folgendermaßen vor: Bieten Sie Ihrem Kind ein paar Löffelchen seiner Breimahlzeit an, bevor Sie es anschließend noch an Ihrer Brust trinken lassen. Die Menge der Löffelkost wird so weit gesteigert, dass Ihr Baby ohne das anschließende Trinken aus der Brust auskommen kann. Die Menge des gefütterten Lebensmittels können Sie allmählich steigern oder durch ein weiteres Nahrungsmittel ergänzen.

Zu den anderen Mahlzeiten wird Ihr Kind jeweils noch voll gestillt, bis sich die bereits eingeführte Beikost als regelmäßiger Bestandteil seiner Ernährung gefestigt hat. Erst dann wird diese erste Löffelmahlzeit mit einer zweiten Beikostmahlzeit ergänzt.

Bei einem bislang voll gestillten Kind sollte sehr behutsam beigefüttert werden. Ersetzen Sie höchstens eine Stillmahlzeit pro Woche.

Oder erst Brust, dann Brei? Manche Kinder sind sehr unruhig, wenn sie großen Hunger haben. Probieren Sie dann aus, ob Ihr Kind vielleicht lieber zuerst einige Schlucke Muttermilch aus Ihrer Brust trinken möchte, bevor es den Rest seiner Mahlzeit mit dem Löffel isst.

Oder erst Brust, dann Brei, dann wieder Brust? Vielleicht genießt Ihr Baby die Nähe und Zärtlichkeit, die das Stillen bietet, sowohl vor als auch nach seiner Beikostmahlzeit. Selbstverständlich spricht nichts dagegen, das Kind auch dann nach Bedarf anzulegen.

Baby Led Weaning (BLW) Baby Led Weaning bedeutet, dass das Kind geeignete nicht breiige Nahrungsmittel, die speziell für es vorbereitet wurden, mit den Händen greift und eigenständig zum Essen in den Mund steckt.

Wie lange stillen?

Wie bei allem, was das Leben mit Kindern betrifft, ist auch die Stilldauer nicht hundertprozentig planbar. Aber lassen Sie sich nicht vorschnell entmutigen.

Auszug aus der Empfehlung der Nationalen Stillkommission (am Bundesinstitut für Risikobewertung)

»Die Nationale Stillkommission gibt für Deutschland die folgenden Empfehlungen zur Stilldauer. Sie hat dabei die Stellungnahmen der Weltgesundheitsorganisation (WHO), die 2000 eine Expertengruppe zur wissenschaftlichen Ableitung der optimalen Dauer des ausschließlichen Stillens eingesetzt hatte (WHO, 2001), und der 54. Weltgesundheitsversammlung (WHA, 2001) berücksichtigt.

Dauer des ausschließlichen Stillens

Muttermilch ist die beste Nahrung für nahezu alle Säuglinge. Ausschließliches Stillen in den ersten sechs Monaten ist für die Mehrzahl der Säuglinge die ausreichende Ernährung. Ab wann ein Säugling zusätzlich Beikost benötigt, ergibt sich individuell in Abhängigkeit vom Gedeihen und der Essfähigkeit des Kindes. Beikost sollte in der Regel nicht später als zu Beginn des 7. Lebensmonats und keinesfalls vor dem Beginn des 5. Monats gegeben werden. Beikosteinführung bedeutet nicht Abstillen, sondern eine langsame Verminderung der Muttermilchmengen und Stillmahlzeiten. Mutter und Kind bestimmen gemeinsam, wann abgestillt wird. Diese Empfehlungen geben einen Rahmen vor. Sie sollten nicht schematisch angewendet werden ...«

Stillen in Deutschland – die Realität

Trotz aller Bemühungen stillen in Deutschland nur wenige Frauen so lange wie empfohlen. Im Jahr 2005 wurden in Bayern die Ergebnisse einer Studie »Stillverhalten in Bayern« veröffentlicht, die nach Aussage der Nationalen Stillkommission am Robert Koch-Institut die Verhältnisse in ganz Deutschland widerspiegeln. Demnach entscheiden sich 9 % der Mütter bereits vor der Geburt, nicht zu stillen. Die Übrigen geben an, sechs Monate ausschließlich stillen zu wollen,

- doch am Ende des zweiten Monats beenden etwa 20 % der Mütter die Stillzeit,
- am Ende des vierten Monats stillen nur noch 50 % der Mütter voll und
- am Ende des sechsten Monats stillen nur noch 20 % der Mütter voll.

Die Gründe für dieses frühe Abstillen sind vielfältig. Manche Mütter entscheiden sich aufgrund verschiedener Stillprobleme dazu, ihr Kind früh abzustillen, aber es gibt auch Mütter, denen die Freiheit, die sie durch das Füttern ihres Kindes mit einer Flasche gewinnen, sehr wichtig ist.

Das Wissen zum Thema Stillen und zu Problemsituationen ist unter vielen medizinisch ausgebildeten Personen immer noch unzureichend. Als wichtige Maßnahme zur Stillförderung wird vor allem die zielgerichtete Information der Mütter und Väter über die gesundheitlichen Vorteile des Stillens für Mutter und Kind schon während der Schwangerschaft sowie im Wochenbett angesehen. Auch hier leisten Stillberaterinnen und Hebammen wertvolle Arbeit bei der Begleitung der Mütter.

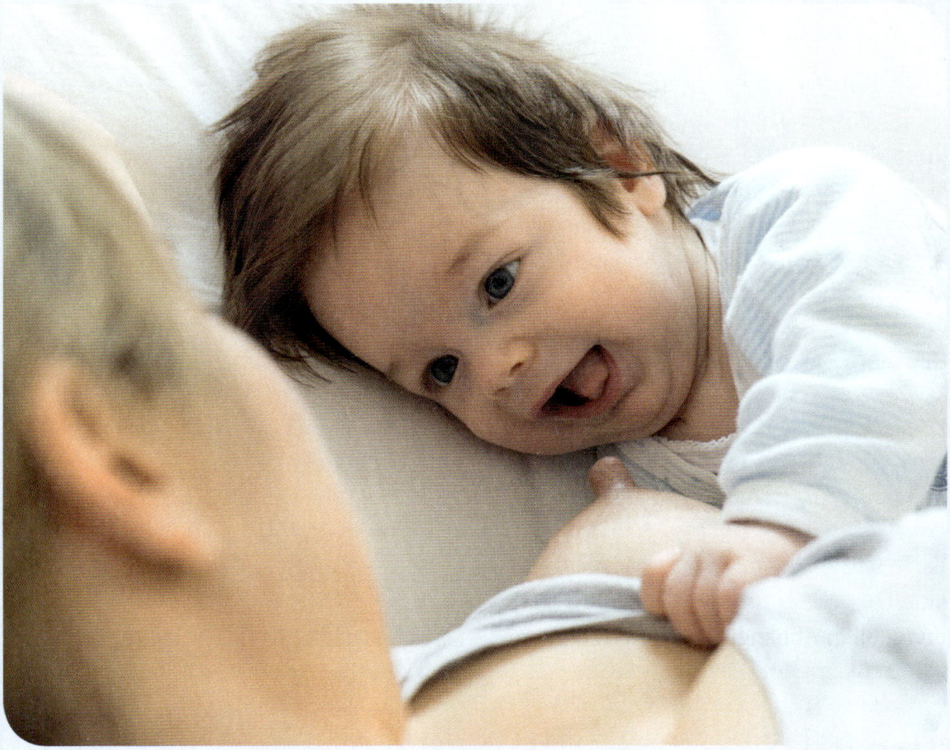

Das Abstillen als natürlicher Vorgang

Lassen Sie sich beim Thema »Abstillen« nicht von außen bedrängen. Wie lange der Prozess dauert, hängt von Ihren Wünschen und den Bedürfnissen Ihres Kindes ab.

Bedenken Sie, dass Ihr Kind auch und gerade dann durch die Immunstoffe in Ihrer Muttermilch geschützt ist, wenn es krabbelnd und laufend mit der Außenwelt in Berührung kommt. In dieser Lebensphase ist die Brust für Ihr Baby ein Hort der Zuflucht beim Erfahren und Entdecken seiner Umwelt. Denn Stillen bedeutet für Ihr Kind auch in dieser Zeit noch Nahrung für seinen Körper und seine Seele. In seltenen Fällen ist es leider manchmal notwendig, schon einen kleinen Säugling, der anschließend mit industriell hergestellter Milch ernährt werden muss, abzustillen. Auch diese Umstellung sollte nach Möglichkeit langsam und behutsam geschehen. Die Ersatznahrung muss dann vom Alter und vom Befinden des Säuglings abhängig gemacht werden. Ihre Brust wird auch in diesem Fall mit den im Kapitel »Milchstau« (Seite 115) beschriebenen Maßnahmen die Produktion der Milchbildung einstellen.

Abstilltabletten – manchmal verordnet

In seltenen Fällen kann es notwendig sein, die Milchbildung mit Abstilltabletten zu unterdrücken. Als Abstilltabletten kommen Prolaktinhemmer mit dem Wirkstoff Cabergolin, welcher z. B. in Dostinex® oder Cabaseril® enthalten ist, oder mit dem Wirkstoff Bromocriptin, welcher in den Mitteln Pravidel® und Kirim® enthalten ist, infrage. Leider treten nach der Einnahme von Abstilltabletten häufig Nebenwirkungen wie z. B. Bewegungszwang, Bewegungsstörungen, Schwindel, Übelkeit und Blutdruckabfall bei Körperlageveränderung auf.

Abstilltabletten sind rezeptpflichtig und wirken nur in den ersten Monaten der Stillzeit. Gegenüber dieser Medikamenteneinnahme sind jedoch nichtmedikamentöse Behandlungen wie etwa das Kühlen und Hochbinden der Brust bzw. das Trinken von Salbeitee vorzuziehen. Um eine evtl. schmerzende Brust zu entlasten, kann es auch günstig sein, geringe Mengen Muttermilch auszustreichen.

Abstillen – nicht immer von beiden akzeptiert

Idealerweise und am leichtesten löst sich eine Stillbeziehung, wenn beide Stillpartner zeitgleich ohne Probleme loslassen können. Allerdings fällt es manchmal einem von beiden Stillpartnern schwer, auf diese lieb gewordene Gewohnheit zu verzichten. Die meisten Stillpaare behalten vor dem endgültigen Abstillen noch ein Stillritual vor dem abendlichen Einschlafen oder/und nach dem morgendlichen Aufwachen bei.

Wenn Sie sich ohne die Bereitschaft Ihres Kindes dazu entschließen, auch die letzten Stillmomente aufgeben zu wollen, kann der Verzicht für Ihr Kind eine große Schwierigkeit darstellen. Ich empfehle Ihnen dann, das damit verbundene Ritual zu ändern. Ein Lied, liebevolle Worte oder eine kleine Geschichte können das Stillritual ersetzen. Manche Kinder lieben es, gestreichelt zu werden, bis sie eingeschlafen sind.

Falls es Ihrem Kind zu schwerfällt, Ihren Abstillwillen zu akzeptieren, ist die besonders innige Zuwendung Ihres Partners zu ihm überaus wichtig. Ihr Kind wird klar erkennen, ob Ihre Abstillbemühungen ernst gemeint sind. Stellen Sie in einem Gespräch mit Ihrem Partner

Milchbildung nach dem Abstillen?

Von Natur aus wäre es möglich, unmittelbar nach dem völligen Abstillen weiterzustillen. Deshalb verzögert Ihr Körper normalerweise das völlige Einstellen der Milchbildung. Es kann sein, dass Sie noch einige Wochen nach dem Abstillen geringe Mengen Milch bilden und Sie in manchen Situationen den Milchspendereflex spüren. Seien Sie darüber nicht beunruhigt. Kleine Restmengen Muttermilch werden innerhalb einiger Wochen vom Brustgewebe absorbiert.

Wenn die Mutter abstillen möchte

Manchmal fühlen sich Mütter von ihren aus dem Babyalter herausgewachsenen Kindern, die noch gestillt werden möchten, allzu sehr vereinnahmt und wollen deshalb gegen den Willen des Kindes abstillen. Machen Sie Ihrem Kind dann konsequent klar, dass es auch Ihre Gefühle respektieren muss.

ein Einvernehmen darüber her, dass Sie beide konsequent handeln werden. Denn Kinder können nur mit deutlicher Konsequenz angewandte Regeln erkennen. Ihr Kind wird den Verzicht auf das Stillen leichter hinnehmen können, wenn Ihr Partner während der Umgewöhnungsphase für einige Tage die Betreuung bei der kindlichen Abendmahlzeit und dem Zubettgehen sowie das nächtliche Trösten des Kindes alleine übernimmt. Am besten wäre es, wenn Sie in diesen Situationen überhaupt nicht präsent wären. Vielleicht fällt ihm der Verzicht auf das Stillen leichter, wenn es gestreichelt wird, bis es eingeschlafen ist. Die mit dem Abstillen verbundenen emotionalen Probleme Ihres Kindes werden bald vorübergehen, wenn es merkt, dass es in der Obhut seines Vaters wohl und sicher aufgehoben ist und auch ohne die mütterliche Brust auskommen kann. Geben Sie Ihrem Kind in diesem Fall auf eine andere Art die durch das Nichtstillen wegfallende Nähe und Geborgenheit. Ihr Kind kann auch bei innigen Schmuseeinheiten ausreichend mütterliche Wärme und Liebe erfahren.

Überlisten Sie Ihr Kind

Unter Umständen hilft es, einen kleinen Trick anzuwenden: Ihrem älteren Kind könnten Sie – z. B. unterstützt durch Aufkleben eines hautfreundlichen Pflasters auf die Brustwarze – zu verstehen geben, dass Ihre Brustwarze schmerzt. Dann ist es vielleicht am ehesten bereit, Rücksicht zu üben. Auch hier sollten Sie konsequent bleiben, bis ihr Kind sich an die neue Situation gewöhnt hat.

Stillhilfsorganisationen wie die Arbeitsgemeinschaft Freier Stillgruppen (AFS) und die La Leche Liga bieten regional und überregional immer wieder Beratungen und Gesprächskreise zum Thema: »Stillen und Abstillen größerer Kinder« an.

Uli

Stillen und Antibiotika

» *Als mein Sohn Simon zehn Monate alt war, wurde bei mir eine Borreliose, eine bakterielle Infektionskrankheit, deren Erreger durch Zecken übertragen wird, diagnostiziert und ich musste 14 Tage lang Antibiotika nehmen. Mein Arzt riet mir, das Stillen auf ein Minimum zu reduzieren, da die für mich notwendigen Medikamente in die Muttermilch übergehen würden. Ich reagierte leicht panisch, denn ich konnte mir nicht vorstellen, dass Simon dies akzeptieren würde. Aber er tat es! Er hatte keinerlei Probleme damit, ab sofort nur noch einmal am Tag gestillt zu werden. Der Arzt empfahl mir Phytolacca-Globuli und gab mir den Tipp, täglich eine Tasse Salbeitee zu trinken. Mit beidem kam ich sehr gut klar. In den ersten Tagen musste ich die Brust ab und zu von Hand ausstreichen, dann hatte sich der Körper umgestellt.*

Als ich die Behandlung beendet hatte, war Simon allerdings so an Beikost gewöhnt, dass er weiterhin nur noch eine volle Stillmahlzeit am Tag wollte. Zum Trösten und während der Nacht ging er aber bereitwillig an die Brust. Simon litt mit fast 14 Monaten an Durchfall und ich konnte ihn während dieser Krankheit für ein paar Tage fast wieder voll stillen. Bald danach stillte er sich größtenteils ab. Unser Sohn kam nur noch sporadisch an manchen Tagen nachts und morgens zum Stillen in mein Bett. Diese sanfte Art des Abstillens war auch für mich sehr angenehm. Irgendwann registrierte ich, dass ich Simon schon länger als eine Woche nicht mehr gestillt hatte. Das war das Ende unserer Stillbeziehung. Zu dieser Zeit war er etwa zweieinhalb Jahre alt. Die Stillzeit mit meinem Sohn war etwas ganz Besonderes, sie gehört zu den schönsten Zeiten meines Lebens und ich denke gerne daran zurück. «

Katja

Es blieb kein Hängebusen

» *Als unser zweites Kind Karoline 12 Monate alt war, hatte ich des Öfteren gesundheitliche Probleme. Deshalb begann ich langsam damit, ihr die Brust zu entziehen – schweren Herzens . Sie verlangte öfters nach mir, jammerte und wirkte dann sehr enttäuscht – aber nicht untröstlich. Essen, trinken oder ein Bilderbuch konnten als Ersatz dienen. Tagsüber gab es für sie bald keine Milch mehr, ich stillte sie nur noch morgens und abends. Es dauerte zwar eine Weile, bis uns beiden der Verzicht nicht mehr so schwerfiel, aber im Grunde fühlte ich mich schon befreiter und erlebte meine Tochter nun auch anders. Vielleicht war das genau der richtige Zeitpunkt, um das Abstillen langsam in Angriff zu nehmen?*

Zwei Wochen später bekam sie nun auch abends keine Brustmahlzeit mehr. Dafür gab es dann eine schöne Gutenachtzeremonie. Somit war der nächste Schritt in Richtung Abstillen getan. Wochen später ließ ich sie morgens nur noch an einer Brustseite trinken. Außerdem verschob ich die morgendliche Stillzeit um zwei Stunden nach hinten. Schrittweise arbeiteten wir uns ganz sanft voran. Bald darauf war unsere Jüngste richtig abgestillt. Wenn sie doch noch ab und zu nach meiner Brust verlangte, antwortete ich stets: Alle, alle! Dann spielte ich mit ihr und sie war wieder zufrieden.

Für mich war es trotz der Erleichterung darüber, dass ich nun ›frei‹ war, ein trauriger Abschied. Nun war diese besonders innige Zeit mit uns beiden für immer vorbei. Ich fragte mich, was jetzt in meinem Körper geschah? Ständig rannte ich zur Toilette – so viel Wasser, wo kam das nur her? In der ersten Zeit bildete ich immer noch ein wenig Milch, manchmal verspür-

te ich sogar leichte Schmerzen in der Brust. Nach einigen Wochen war jedoch alles wieder so wie vor meinen Stillzeiten.

Obwohl ich dieser schönen Zeit ein wenig nachtrauerte, bereute ich meinen Entschluss, nun abgestillt zu haben, nicht. Endlich wieder eine kleine feste Brust – nein, es blieb kein Hängebusen zurück! Und Karoline? Einmal bettelte sie tatsächlich noch – als sie sehr schlimm hingefallen war. Und ab und zu wollte sie mal probieren, oft, wenn ich mich gerade anzog. Spaßeshalber ließ ich es zu. «

Wenn das Baby nicht mehr möchte
Es kommt vor, dass eine Mutter ihr Baby noch gerne weiterstillen würde, aber das Kleine nicht mehr dazu bereit ist. Falls Ihre Stillbeziehung auf eine solche Weise zu Ende geht, rate ich im Allgemeinen, den Willen Ihres Kindes zu respektieren. Normalerweise geschieht dies allerdings nicht, bevor das Kind ins Krabbelalter kommt. Wenn Ihr Baby bei einem Stillstreik jünger als 6 Monate ist, kann sicher davon ausgegangen werden, dass das Verweigern der Brustmahlzeit nicht bedeutet, dass das Baby sich selbst abstillen möchte.

Zahnen als Ursache eines kindlichen Stillstreiks
Vielleicht leidet Ihr Baby darunter, dass die ersten Zähnchen langsam im Kiefer angelegt werden und es deshalb beim Stillen Schmerzen verspürt. In solchen Fällen ist das Verhalten des Babys für Mütter oft schwer verständlich. Einerseits möchte es gerne an der Brust trinken und dabei auch Trost und Nähe erfahren, andererseits verhindert sein Schmerzempfinden eine harmonische Stillmahlzeit. Dies äußert sich oft darin, dass das Kind nach den ersten Saugbewegungen die Brust aus scheinbar unerklärlichen Gründen plötzlich abwehrend loslässt, nach dem Lösen von der Brust anschließend jedoch wieder heftig protestiert.

Das homöopathische Mittel Osanit® wurde speziell für zahnende Kinder entwickelt. Vielleicht möchten Sie nach Absprache mit Ihrem Arzt oder Ihrer Hebamme ausprobieren, ob die Gabe dieses Präparates Ihrem Baby Erleichterung verschafft. Manche Kinder verspüren auch Linderung an ihrer schmerzenden Zahnleiste, wenn diese etwas gekühlt wird. Dazu können Sie Ihren Finger beispielsweise auf einem Eiswürfel reiben, bis er gut gekühlt ist, um danach mit leichtem Druck die Zahnleiste Ihres Kindes zu massieren.

Erkältungsbeschwerden lindern
Ein gestörtes Trinkverhalten kann auch sehr oft beobachtet werden, wenn Stillbabys unter Halsschmerzen oder unter einer durch Schnupfen verstopften Nase leiden. Muttermilch, als Nasentropfen verwendet, ist als alternatives Heilmittel für kleine Schnupfennasen äußerst empfehlenswert. Versuchen Sie (evtl. mithilfe einer Hebamme, eines Arztes oder einer Stillberaterin) herauszufinden, warum Ihr kleines Baby nicht mehr zufrieden

an Ihrer Brust saugt. Danach können Lösungsmöglichkeiten gefunden werden, die für Sie und Ihr Kind passend sind.

Wenn die Milch anders schmeckt

Ergründen Sie bei einem veränderten Stillverhalten Ihres Stillbabys auch, ob es evtl. durch einen fremden Geschmack Ihrer Muttermilch oder einen veränderten Geruch Ihrer Haut irritiert ist. Dies kann z. B. eintreten, wenn Sie

- Ihre Haare mit chemischem Haarfärbemittel oder Dauerwellenwasser behandelt haben,
- mentholhaltige Präparate eingenommen haben,
- ungewohnte Sorten von Körpercreme, Deodorant, Parfum, Waschmittel oder Weichspüler bzw. sehr stark wirkende ätherische Öle verwendet haben oder wenn
- für das Kind ungewohnte Lebensmittel mit starkem Eigengeruch wie z. B. Knoblauch verzehrt haben.

Vorsicht bei Flaschensaugern

Säuglinge stillen sich oft frühzeitig ab, wenn sie vorwiegend durch eine Flasche und einen handelsüblichen Flaschensauger ernährt werden. Da die Milch während des Fütterns meist sehr leicht aus der Flasche fließt und beim Trinken an einem Flaschensauger eine andere Saugtechnik notwendig ist, wird das für das Trinken an der Brust notwendige effektive Saugen überflüssig. Dies kann dazu führen, dass Ihr Baby dieses Saugmuster verlernt, anstatt es zu verstärken.

Wenn das Kind in der Abstillphase erkrankt

Das Abstillen sollte nach Möglichkeit nicht bei oder unmittelbar nach einer Krankheit, nach einer Impfung oder einer emotionalen Belastung des Kindes wie z. B. Wohnungswechsel oder Verlust einer Bezugsperson stattfinden.

Je nachdem, wie weit der schleichende Prozess des Abstillens vorangeschritten ist, ist es z. B. bei einer plötzlich auftretenden Krankheit Ihres Kindes möglich durch häufiges Anlegen die Muttermilchmenge wieder rasch zu steigern. Ab dem Zeitpunkt, ab dem Ihr Körper wieder mehr Milch bildet, erhält Ihr Kind dann seinen Bedürfnissen entsprechend außer Trost auch wieder mehr wichtige Abwehrstoffe, Flüssigkeit und Nahrung. Nach der Genesung werden sich die vorher üblichen Ernährungsgewohnheiten Ihres Kindes bald wieder von selbst einspielen. Sie können dann die Maßnahmen zur Reduzierung der Milchmenge erneut fortsetzen.

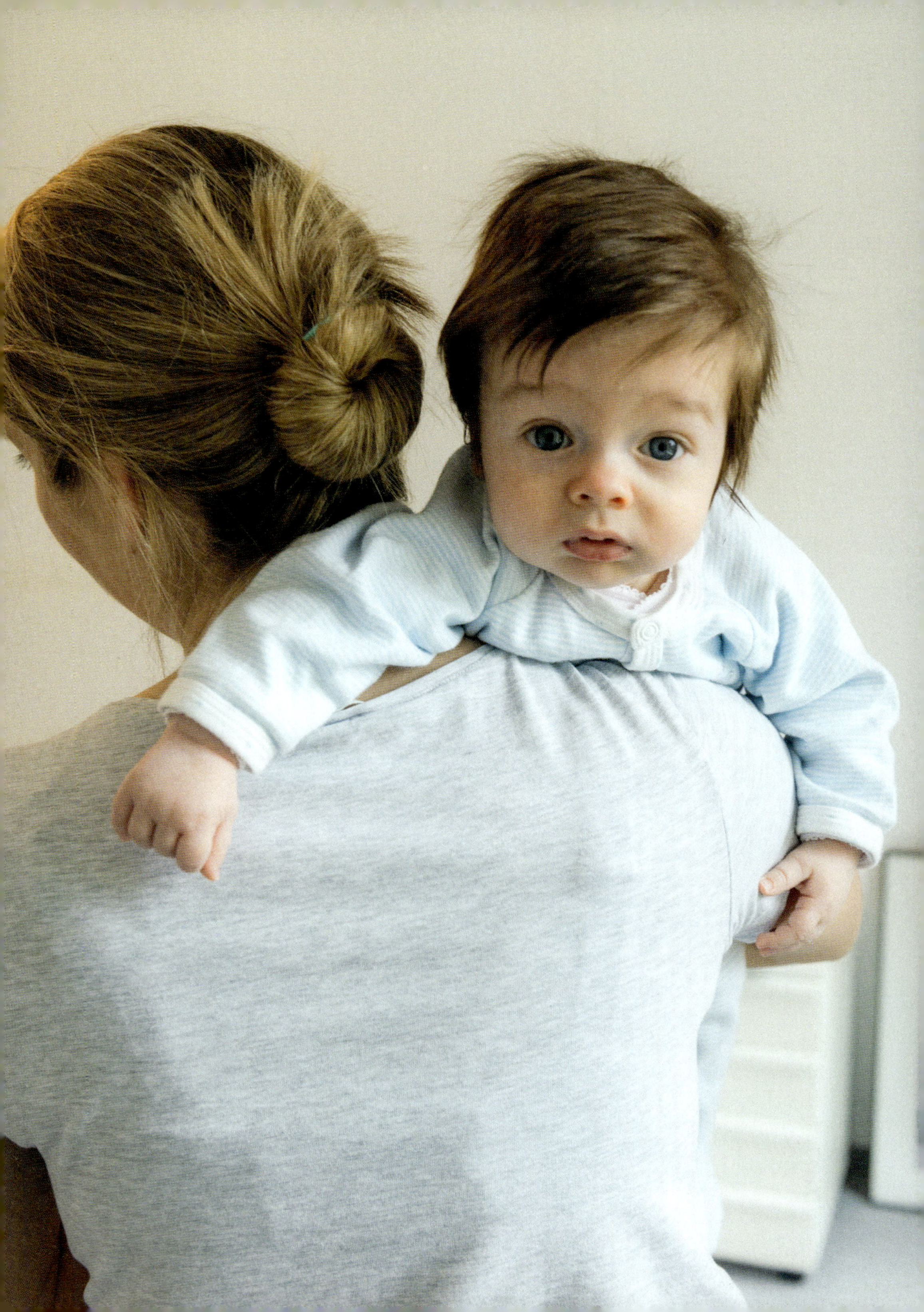

Hilfe bei Stillproblemen

Nicht immer gelingt das Stillen wie gewünscht. Antworten auf die drängendsten Fragen und Lösungen für zahlreiche Probleme finden Sie in diesem Buchteil.

Schwierigkeiten im Stillalltag

Beim Stillen kann es, wie in anderen Lebensbereichen auch, mitunter Anfangsschwierigkeiten oder unerwartete Zwischenfälle geben.

Stellen Sie sich am besten rechtzeitig darauf ein, dass eventuell Sie und Ihr Baby besonders beim Erlernen des Stillens mit Situationen konfrontiert werden, die Gelassenheit und Ausdauer, oft auch fachlichen Rat erfordern. Mit Geduld und kompetenter Unterstützung haben Sie beste Voraussetzungen, jedes Stillproblem zu meistern.

Hilfen beim Stillen

Auf der Suche nach weiterem Hintergrundwissen über das Stillen und die Muttermilchernährung haben Besucherinnen von Stillgruppentreffen eine hervorragende Möglichkeit, ihre Kenntnisse zu erweitern und dadurch Selbstvertrauen zu gewinnen. Meist werden diese Gruppen von ausgebildeten Stillberaterinnen geleitet, die auch bei bestehenden Stillproblemen ehrenamtliche Hilfe leisten. Gespräche mit anderen Müttern in der gleichen Situation sind für viele Frauen ein wichtiger Ausgleich im Alltagsleben.

Stillgruppenbesuche – bereits in der Schwangerschaft?

Im Gegensatz zu früher haben heute die wenigsten Frauen die Gelegenheit, Müttern beim Stillen zusehen zu können. Selbst diese Lücke wird durch Stillgruppen geschlossen. Bei solchen Treffen haben stillwillige Frauen bereits vor der Geburt ihres ersten Kindes die Möglichkeit, beim Zuschauen die vielen Kleinigkeiten zu lernen, die die Brusternährung einfach machen, denn: »Einmal gesehen ist hilfreicher als vielmal gelesen!« Bedeutsam erscheint mir hierbei auch die emotionale Erfahrung. Wenn Sie eine Mutter und ihr Baby beim Stillen anschauen, werden Sie feststellen, dass die innigen, vertrauten Gefühle dieses Stillpaares auch für Sie in emotionaler Hinsicht spürbar werden.

Ferner können Schwangere in den Gesprächskreisen der Stillgruppen Anregungen für die Auswahl Ihrer Geburtsklinik erhalten. Die Entscheidung, in einer stillfreundlichen Klinik zu entbinden, hat nämlich oftmals einen großen Einfluss auf den erfolgreichen Stillbeginn.

Neben den Informationen durch die Gespräche mit stillenden Frauen können werdende Mütter überdies vielleicht vor der ersten Entbindung verschiedene Stillpositionen kennenlernen. In Stillgruppen wird oftmals auch über besondere Stillsituationen, wie z. B. »Stillen nach einem Kaiserschnitt«, »Stillen von Frühgeborenen« oder »Stillen und Berufstätigkeit« geredet. Womöglich haben Sie nach dem Besuch einer Stillgruppe größeres Vertrauen in Ihre eigene Stillfähigkeit und machen einen wichtigen Schritt dahin, später evtl. auftretende eigene Schwierigkeiten gelassener bewältigen zu können.

Informationen darüber, wo solche Gruppentreffen angeboten werden, erhalten Sie u. a. von Hebammen und in Entbindungskliniken bzw. bei den im Anhang genannten Stillhilfsorganisationen »Arbeitsgemeinschaft Freier Stillgruppen« und »La Leche Liga«.

Das Stillzubehör

Stillen ist natürlich und daher normalerweise immer und überall ohne Hilfsmittel möglich. Dennoch brauchen Mütter manchmal eine sanfte Unterstützung beim Stillen. Für einige Frauen ist der Gebrauch von Stillhilfsmitteln (vorübergehend) unerlässlich, damit sie ihr Baby mit Muttermilch ernähren können. Für andere Frauen trägt das Benutzen auf dem Markt befindlicher Stillprodukte lediglich dazu bei, die Stillzeit noch einfacher und angenehmer zu gestalten.

Die große Bandbreite dieser Produkte reicht vom Fußschemel, der eine bequemere Sitzposition gewährleisten kann, bis hin zu hocheffizienten Geräten. Ihre Hebamme oder Stillberaterin wird Sie beraten.

Gereizte Brustwarzen – was tun?

Viele Mütter berichten zu Beginn der Stillzeit von empfindlichen oder gar stark gereizten Brustwarzen. Das Saugen des Babys kann dann insbesondere in den ersten Minuten recht unangenehm sein. Diese normale Anfangsschwierigkeit vergeht in den meisten Fällen bald wieder. Das anfängliche Schmerzen der Brustwarzen lässt meist nach, sobald der Milchspendereflex eingesetzt hat, und verschwindet normalerweise mit fortschreitender Stilldauer wieder völlig. Um einer Besiedelung der Brust mit krankmachenden Keimen vorzubeugen, ist äußerst sorgfältige Hygiene beim Stillen unbedingt notwendig.

Richtiges Anlegen verhindert wunde Brustwarzen

Durch korrektes Anlegen können Sie verhindern, dass aus gereizten Brustwarzen wunde, rissige oder entzündete Warzen werden. Achten Sie von Anfang an darauf, dass Ihr Baby den Mund weit geöffnet hat, bevor Sie es mit einer zügigen Bewegung an Ihre Brust anlegen. Ihr Kind muss möglichst viel vom Warzenvorhof erfassen, um die Brust gut mit seiner Zunge ausstreichen zu können. Ist dies nicht der Fall, wird es auf Ihrer Brustwarze »kauen«. Wenn Ihre Brust beim Ansaugen des Babys zu voll ist, besteht die Gefahr, dass die Warze wund wird, weil es für Ihr Kind dann schwierig ist, sie richtig zu fassen. Bei zu prall gefüllter Brust ist es daher ratsam, vor dem Stillen etwas Milch abzudrücken, damit Ihr Baby an der nun weicheren Brust besser andocken kann.

Richtig Abdocken

Um das beim Saugen entstandene Vakuum im Mund Ihres Kindes zu lösen, schieben sie am Ende der Stillmahlzeit Ihren kleinen Finger vorsichtig in seinen Mundwinkel. Damit bewirken Sie, dass sich der feste Lippenschluss öffnet und Ihr Baby die Brustwarze schonend loslässt.

Um effektiv saugen zu können, muss der Bauch Ihres Babys dicht an Ihrem Körper liegen. Die Schulter und das Ohr des Kindes sind hierbei auf einer Linie, damit es beim Trinken den Kopf nicht zu drehen braucht (siehe Bild, Seite 41). So können Sie vermeiden, dass das Baby an der noch sehr empfindlichen Brustwarze »zerrt«.

Was tun, wenn die Brustwarzen trotzdem wund sind?

Sind Ihre Brustwarzen wund geworden, müssen Sie nicht gleich ans Abstillen denken. Folgendes kann helfen:

- Wenn Sie Ihr Kind häufiger zum Stillen anlegen, saugt es nicht allzu gierig, wodurch Ihre Brustwarze etwas geschont wird. In diesem Fall sollten Sie die Stilldauer vorübergehend verkürzen, dafür aber häufiger anlegen.
- Stützen Sie Ihre Brust während des Stillens, ohne Druck auszuüben, im C-Griff (Seite 36). Dies trägt dazu bei, dass die Brustwarze im Mund Ihres Babys nicht so leicht verrutscht.
- Durch Erwärmen der Brust vor dem Stillen wird der Milchspendereflex unterstützt. Ihr Baby braucht dann nicht so kräftig zu saugen, um die Milch zum Fließen zu bringen.
- Eine Brustmassage (Seite 80) mit anschließendem Ausdrücken einiger Tropfen Muttermilch oder ein kurzes Anpumpen mit einer sanften Milchpumpe kann ebenfalls helfen, den Milchspendereflex auszulösen. Sicherlich wird Ihre Hebamme Sie anfangs

gerne anleiten, wie Sie Ihre Brust selbst effektiv massieren können.

- Bieten Sie Ihrem Kind zuerst die weniger schmerzhafte Brustwarze an. Der Milchspendereflex ist dann beim Wechsel zur anderen Brustseite schon ausgelöst.
- Kontrollieren Sie auch während der Stillmahlzeit immer wieder das korrekte Einhalten der Stillposition.
- Tragen Sie zwischen den Stillmahlzeiten einen guten »Brustwarzenschoner«. Diese aus weichem Silikon gefertigten Auflagen bieten Schutz vor schmerzhafter Reibung an der Kleidung, lassen eine Luftzirkulation zu und verhindern somit Staunässe an Ihrer Brustwarze. Dadurch kann die Warze besser abheilen. Brustwarzenschoner sollten allerdings nicht während Ihrer eigenen Schlafzeiten getragen werden, weil durch den Druck, der beim seitlichen Liegen entsteht, evtl. Milchgänge abgeklemmt werden könnten. Das Tragen von luftdurchlässigen Stilleinlagen aus Wolle/Seide (Seite 22) trägt auch dazu bei, eine Abheilung wunder Brustwarzen zu erreichen.
- Brustwarzensalbe, Wollfett oder speziell hierfür hergestellte Produkte wie z. B. Hydrogelpads oder Multi-Mam-Kompressen (erhältlich in der Apotheke) können auch zum Heilungsprozess beitragen.
- Ich empfehle Ihnen außerdem, die Brustwarze mit Salbeitee oder Schwarztee zu behandeln.
- Wenn Sie Ihre Milch abpumpen, um die Brustwarze zu schonen, achten Sie bitte darauf, dass Sie eine korrekt sitzende Brusthaube verwenden. Mit einer Spezialbrusthaube aus weichem Silikon lässt sich die Milch besonders sanft abpumpen. Um das Haubenproblem gänzlich zu umgehen, bleibt Ihnen jedoch auch die Möglichkeit, Ihre Brust von Hand zu entleeren.
- Nach meiner Erfahrung unterstützen homöopathische Präparate – innerlich und äußerlich angewandt – in vielen Fällen den Wundheilungsprozess. Informieren Sie sich bei Ihrer Hebamme oder in der Apotheke nach der Möglichkeit der innerlichen und äußerlichen Anwendung dieser Mittel.
- Um den Schmerz beim kindlichen Ansaugen erträglicher zu machen, kann es auch helfen, wenn Sie die Brustwarze vor Stillbeginn mit einem vorher in der Tiefkühltruhe gelagerten Produkt kühlen.

Silvia

Eine Zunge aus Schmirgelpapier

» *Schon in den ersten Tagen nach der Geburt unserer Tochter tat mir das Ansaugen weh und bei jedem Stillversuch wurden die Schmerzen heftiger. Es schien mir, als hätte die Kleine eine Zunge aus Schmirgelpapier. Am vierten Tag hatte eine Krankenschwester Verständnis dafür, dass das Anlegen unserer Tochter für mich zu schmerzhaft war. Sie bot mir an, meine Brust mit einer elektrischen Pumpe auszupumpen. Nun konnte ich endlich selbst festlegen, wie stark gesaugt wurde. Ich brauchte 45 Minuten, um auf diese Weise 20 ml Kolostrum abpumpen zu können.*

Am nächsten Tag steigerte ich die Saugleistung der Pumpe langsam bis auf die höchst einstellbare Stufe und fütterte meiner Tochter nach jedem Pumpen die so gewonnene Milch mit einer Flasche. Nach Tagen scheinbar erfolglosen Stillens hatte ich endlich das Gefühl, die Kleine satt zu bekommen.

Zu Hause pumpte ich dann weiterhin ab und fütterte Cleo mit Muttermilch aus der Flasche. Da unsere Tochter vor dem Verlassen des Hauses ausgiebig getrunken hatte, war ich überrascht, als sie plötzlich während eines Einkaufsbummels bitterlich weinte. Ich hatte keine Muttermilchflasche dabei.

Trotz der Angst vor den erwarteten Schmerzen nahm ich vor lauter Verzweiflung all meinen Mut zusammen, setzte mich in eine Umkleidekabine und legte mein Baby zum ersten Mal nach unserer Entlassung aus der Klinik wieder an meine Brust an. Ich konnte es kaum fassen!

Kein Schmerz – nur ein leichtes Zuckeln und dann begann Cleo auch schon, zufrieden zu schmatzen. Ich bin nicht ›nah am Wasser gebaut‹, aber in diesem Augenblick traten mir vor Rührung die Tränen in die Augen. «

Hilfe mit Salbeitee Bei sehr wunden, rissigen oder sogar blutigen Brustwarzen hat es sich bewährt, die Warze in Salbeitee zu baden oder Kompressen mit Salbeitee aufzulegen. Wird die Brustwarze anschließend wenige Minuten lang mit einer Rotlichtlampe bestrahlt, ist sie gut getrocknet. Danach ist es ratsam, einen guten Brustwarzenschutz in den BH zu legen. In den meisten Fällen ist die Brustwarze nach einer solchen Behandlung innerhalb weniger Tage abgeheilt.

Hilfe mit Brusthütchen Oftmals werden zur Schonung von wunden Brustwarzen Brusthütchen (oft auch Stillhütchen genannt) angeboten. Dabei handelt es sich um Silikon- oder Kautschukaufsätze, die während des Stillens die Brustwarze und auch den Warzenhof bedecken und somit schonen. Ich empfehle Ihnen die Verwendung dieser Stillhilfe jedoch nur, um bei zu heftigen Schmerzen eine Stillpause vermeiden zu können. Wenn Sie den Gebrauch von Brusthütchen nicht gänzlich umgehen können, rate ich Ihnen, Ihr Kind zwischendurch auch immer wieder an die »nackten« Brustwarzen anzulegen. So können Sie verhindern, dass Ihr Baby nach Abheilung Ihrer Brustwarze das Stillen ohne Brusthütchen verweigert.

Durch den fehlenden Hautkontakt beim Stillen mit Brusthütchen kann das Baby die Brust nicht optimal stimulieren. Deshalb wirkt sich das Benutzen dieses Hilfsmittels häufig auch negativ auf die Menge der nachgebildeten Milch aus. Nehmen Sie daher Abstand vor dem zu schnellen Einsatz von Brusthütchen, da die Benutzung dieser Stillhilfe oft Probleme anderer Art, z. B. eine Saugverwirrung oder den Rückgang der Milchbildung, hervorruft.

Angela

Ein mühsamer Weg

» *Mein Stillbeginn nach der Geburt unseres Sohnes war sehr schwierig. Felix' Saugprobleme begannen schon direkt nach der Entbindung. Er ließ sich zwar an die Brust anlegen und öffnete den Mund, aber es gelang ihm nicht, an meiner zu Brust saugen. Die Nachsorgehebamme empfahl mir nun, Brusthütchen zu verwenden. Mit diesen saugte Felix dann tatsächlich geduldig an meiner Brust. Im Brusthütchen blieb vorne immer eine kleine Milchpfütze übrig, woraus ich schloss, dass meine Milchmenge genügte, um mein Baby ausreichend zu ernähren. Bald darauf wurde der Kleine aber sehr ungeduldig. Wenn meine Milch nach dem Ansaugen nicht sofort floss, protestierte Felix sehr heftig und verweigerte anschließend meine Brust total.*

Ich wandte mich an eine Stillberaterin. Wir vermuteten beide, dass Felix zu ungeduldig war, um abzuwarten, bis sich die erste Milch im Brusthütchen gesammelt hatte. Also sorgte ich dafür, dass sich schon zu Beginn der Stillmahlzeit im Brusthütchen ein wenig Muttermilch befand. Danach gelang das Anlegen wieder etwas besser. So mühte ich mich drei Wochen lang. Zu diesem Zeitpunkt stellten wir bei der Wiegekontrolle fest, dass Felix immer noch etwa 200 Gramm weniger wog als bei der Geburt.

Zum Glück hatte ich einen kleinen Muttermilchvorrat im Tiefkühlfach gelagert. Diese Milch erwärmte ich und bot sie unserem Sohn in 50-ml-Portionen mit einer normalen Babyflasche an. Gierig trank er die abgemessene Menge in einem Zug leer und protestierte anschließend heftig, weil er noch mehr trinken wollte. Warum hatte er diese 50 ml nicht aus meiner Brust getrunken? Ich begann auf Rat meiner Stillberaterin, die Muttermilchbedarfsmenge unseres Sohnes abzupumpen und ihm die Milch durch ein Ernährungsset anzubieten. Während er nun an meiner Brust saugte, konnte die Milch so aus diesem Spezialbehälter über zwei sehr dünne Schläuche, die mit hautfreundlichem Pflaster an meiner Brustwarze befestigt waren, in seinen Mund fließen. Ich hatte gehört, dass dadurch einer Saugverwirrung und einer anschließenden Brustverweigerung vorgebeugt werden kann.

Als ich beim Abpumpen feststellte, dass ich aus meiner Brust nur noch etwa 300 ml Milch pro Tag gewinnen konnte, beschloss ich, meine Milchbildung durch häufigeres Stimulieren mithilfe der Pumpe anzuregen. Ich pumpte vorübergehend täglich etwa zehnmal ab, wofür ich mir jedes Mal 20 Minuten Zeit ließ. In den Nächten setzte ich das Pumpen für jeweils ungefähr sechs Stunden aus. Während dieser Zeit war ich so insgesamt täglich etwa sieben Stunden mit Pumpen und Stillen beschäftigt. Um die Milchbildung noch zusätzlich anzuregen, trank ich außerdem täglich Milchbildungstee. Dadurch konnte ich meine Milchmenge bald wieder an den Bedarf unseres Sohnes anpassen.

Es gelang mir mit viel Geduld und Üben doch noch, unser Baby daran zu gewöhnen, seine Nahrung ohne Hilfsmittel aus meiner Brust zu trinken. Felix wurde schließlich bis zum siebten Lebensmonat voll gestillt. «

Dorothee

Heute kommt das Brusthütchen weg

» *Der Stillbeginn mit meiner Tochter verlief anfänglich sehr problematisch, da Josie die ersten 12 Stunden ihres Lebens schlief, ohne zwischendurch aufzuwachen. Nach diesem »verschlafenen« Start ins Leben war sie munter und saugte während der nächsten 12 Stunden fast ununterbrochen an meiner Brust. Während dieser Zeit des »Clusterfeedings« wurden meine Brustwarzen sehr schnell wund und schmerzten so sehr, dass das Stillen für mich beinahe unerträglich wurde. Eine Krankenschwester riet mir dazu, ab sofort Brusthütchen zu verwenden, um das Saugen an meiner Brust besser ertragen zu können. Für diesen Tipp war ich zunächst sehr dankbar, weil ich die Kleine ab diesem Zeitpunkt wieder schmerzfrei anlegen konnte. Die Verwendung dieser Hütchen war für mich die einzige*

Möglichkeit, das Stillen in den ersten Wochen zu überstehen. Dies war allerdings nicht das einzige Stillproblem, das mich belastete, denn der Kinderarzt sagte mir, dass die Gewichtszunahme unseres Kindes mehr als bedenklich sei. Voller Unruhe und unter vielen Tränen spielte ich auch mehr als einmal mit dem Gedanken, der Kleinen Fertignahrung zuzufüttern. Mir war aber klar, dass das der Anfang vom Scheitern meiner Stillbeziehung gewesen wäre. Ich bat jeden aus meinem näheren Umfeld darum, mich nicht durch negative Äußerungen zu verunsichern. Zu Hause lag auf dem Tisch immer ein aufgeschlagenes Stillbuch. Oft las ich die Zeile ›Jede Mutter hat genug Milch!‹.

Als unser Baby acht Wochen alt war, beschloss ich morgens nach dem Aufwachen: ›Heute kommt das Brusthütchen weg!‹ Ich legte Josie immer wieder an und zog kurz nach dem Ansaugen das Hütchen von meiner Brust weg. Nach etwa 24 Stunden konnte mein Kind endlich problemlos ohne Brusthütchen an meiner Brust saugen. Ich hatte den Eindruck, dass unsere Tochter bei dieser Stillmahlzeit das erste Mal ohne größere Anstrengung eine für sie ausreichende Menge Muttermilch bekam. Ab diesem Zeitpunkt blickte ich einer befriedigenden Stillzeit optimistisch entgegen. Zwar waren noch große Zeitspannen meines Tages für Josephines Stillmahlzeiten reserviert, aber es machte mir überhaupt nichts aus, meinen kleinen Schatz sehr häufig zu stillen. Niemand, der mich vorher kannte, hätte vermutet, dass ich in großer Ruhe dasitzen und stillen könnte. Ich hielt es ja vorher selbst nie für möglich. Josephine und ich waren ›das Team‹; unzertrennlich auf allen Wegen, natürlich und gelassen. Ich habe unsere Tochter lange gestillt und diese Zeit als meinen schönsten Lebensabschnitt in Erinnerung behalten. «

Dauerstillen – Clusterfeeding

Es bestätigt sich immer wieder, dass mit der Geburt eines Babys speziell für die Mutter eine anstrengende Zeit der Anpassung beginnt. Besonders beim ersten Kind haben junge Wöchnerinnen manchmal noch unrealistische Erwartungen an das Leben mit dem Neugeborenen. Oftmals sind sie verunsichert, wenn sie merken, dass das Baby kurz nach dem Beginn der Stillmahlzeit einschläft und bald darauf erneut gestillt werden möchte.

Im Mutterleib wird das Kind ohne Unterbrechung durch die Nabelschnur ernährt und kann sein Saugbedürfnis stillen, wann immer es möchte. Die Notwendigkeit einer häufigen Nahrungszufuhr ist leicht zu verstehen, wenn man bedenkt, dass neugeborene Kinder beim Trinken an der Mutterbrust viele Kräfte verbrauchen, die gut eingeteilt werden wollen.

Das häufige Anlegen mit ausreichenden Erholungspausen gewährleistet Ihrem Baby, dass es sich zwischendurch immer wieder von seiner anstrengenden Nahrungsaufnahme erholen kann. Diese gehäuften Stillmahlzeiten werden in Fachkreisen als »Clusterfeeding« bezeichnet und können mit dem Begriff »Mehr-Gänge-Menü-Stillen« erklärt werden.

Hierbei handelt es sich um ein typisches Trinkverhalten neugeborener Kinder in den ersten Lebenswochen. Es ist also nicht ungewöhnlich, wenn Ihr Kind an Ihrer Brust saugt, bald darauf einige Minuten ruht oder einschläft, um kurze Zeit später wieder nach der Brust zu verlangen. Diese Phasen treten gehäuft in den späten Nachmittags- und Abendstunden auf und können sich durchaus über mehrere Stunden hinziehen. Zwischen den Clusterfeeding-Zeiten ergeben sich aber auch immer wieder längere Schlaf- und Ruhezeiten, die Sie als Mutter nach Möglichkeit auch für sich als solche nutzen sollten.

Es gibt verschiedene Erklärungen, die Ihnen vielleicht helfen zu verstehen, war-

Die Magengröße eines Neugeborenen.

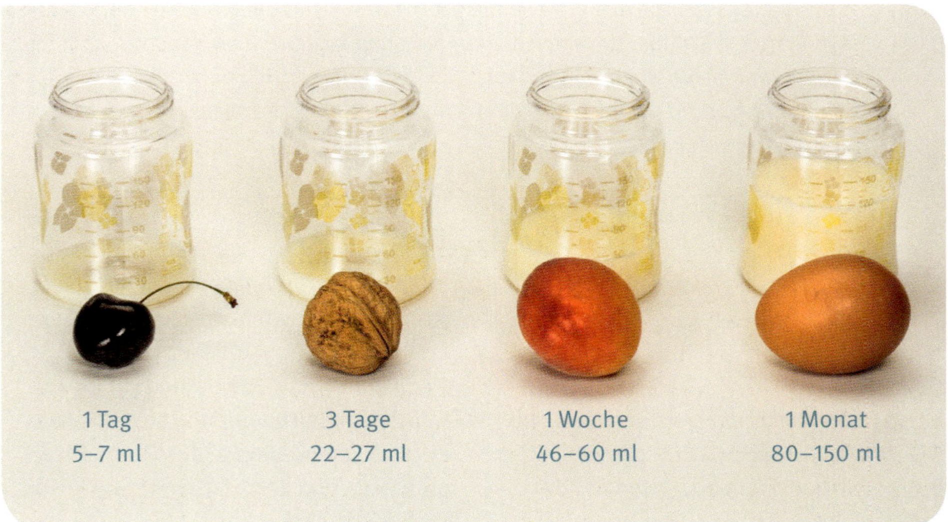

um es wichtig ist, dem starken Bedürfnis nach sehr häufigen kleinen Stillmahlzeiten des Neugeborenen nachzugeben.

Ihr Baby muss das effektive Stillen erst noch trainieren. Beim Saugen verbrauchen Kinder besonders in den ersten Lebenstagen sehr viel Kraft und Energie und benötigen deshalb immer wieder kurze Rast- und Schlafpausen.

Stundenlange Stillepisoden regen auch bei stillenden Müttern die Ausschüttung des für die Milchbildung wichtigen Hormons Prolaktin an. Häufiges und effektives Stillen ist deshalb besonders am Anfang Ihrer Stillbeziehung ganz entscheidend für Ihre Milchbildung. Wenn Sie also in diesen anstrengenden Phasen entsprechend darauf reagieren, wird sich Ihre Milchbildung dem Bedarf Ihres Kindes besser anpassen.

Auch wenn es nur vorrübergehend notwendig sein wird, ist »Stillen im Akkord« für die meisten Mütter sehr anstrengend. Dennoch lohnt es sich, auf die Bedürfnisse des Babys nach häufigen kleinen Mahlzeiten einzugehen, da die Stillmahlzeiten dann meist ruhiger verlaufen. Babys, die noch nicht allzu hungrig sind, können ihren kleinen Magen ohne übermäßiges Verlangen füllen, was sich erfahrungsgemäß positiv auf ihr Wohlbefinden auswirkt. Vielleicht hilft es Ihnen besser zu verstehen, warum Ihr Baby gehäuft kleine Milchmahlzeiten zu sich nehmen möchte, wenn Sie eine Vorstellung davon haben, welche Größe der Magen von neugeborenen Kindern hat, und Sie bedenken, dass Muttermilch sehr schnell verdaut wird.

Ich empfehle Ihnen in dieser Zeit davon abzusehen, den anstrengenden Versuch zu unternehmen, einen von Ihnen gesteuerten Stillrhythmus vorgeben zu wollen. Solche Bemühungen sind normalerweise schwierig, kräfte- und nervenzehrend und wirken sich erwiesenermaßen auch nicht milchbildungsfördernd aus. Verlassen Sie sich in dieser Phase nach Möglichkeit vollständig auf die Bedürfnisse Ihres Kindes. Bleiben Sie geduldig und vertrauen Sie darauf, dass sich bald auf natürliche Weise ein harmonisches Zusammenspiel zwischen Ihrem Kind und Ihnen beim Stillen einstellen wird.

Hilfreich kann es allerdings sein, sich in eine gemütliche Stillecke zurückzuziehen, wenn Sie vermuten, dass ihr Baby sehr lange bzw. sehr langsam trinkt oder zwischen dem Stillen immer wieder einschläft. Wie wäre es, wenn Sie es sich auf dem Sofa im Wohnzimmer mit mehreren Kissen, einer Decke, ausreichend Getränken, leckeren Snacks, leichtem Lesestoff, ggf. auch mit der Fernbedienung für Radio, CD-Player etc. in Reichweite »urlaubsmäßig« einrichten würden?

Alternativ bietet sich auch die Möglichkeit an, das Baby während des Tragens in einem Tragetuch zu stillen. Vielleicht möchten Sie sich an eine Trageberaterin wenden, die Ihnen zeigt, wie Sie das Kind dazu einbinden können?

Stillmüttern, die auch noch von einem älteren Geschwisterkind beansprucht werden, empfehle ich, sich außerdem mit griffbereiten Vorlese- oder Bilderbüchern einzudecken.

Von »Clusterfeeding« wird nicht nur gesprochen, wenn Neugeborene aufgrund der vorgenannten Faktoren nach sehr kurzen Unterbrechungen immer wieder gestillt werden möchten, bevor sie in einen mehrstündigen Schlaf fallen. Auch Kinder, die einen Wachstumsschub durchleben, verlangen nach Clusterfeeding und müssen oftmals dauergestillt werden, um ausreichend Muttermilch zu erhalten. Dauerstillen fördert auch bei fortgeschrittener Stillzeit die Anregung der Milchproduktion.

Das Raynaud-Syndrom

Obwohl die häufigsten Probleme mit schmerzenden Brustwarzen durch Wundsein aufgrund zu starker Belastung begründet sind, kann es darüber hinaus auch am Befall von Soor, an Allergien, Ekzemen oder Infektionen liegen, wenn Ihre Brustwarzen wehtun.

In sehr seltenen Fällen verbirgt sich aber auch ein Raynaud-Syndrom – auch Vasospasmus oder Weißfingerkrankheit genannt – dahinter. Das Raynaud-Syndrom macht sich normalerweise nur an Händen und Füßen bemerkbar. Stillende Frauen, die unter dieser Art von krampfartigem Stillschmerz leiden, klagen oft über Symptome wie Brennen und Stechen an den minderdurchbluteten, sich verhärtende Brustwarzen. Die Warzen werden hierbei zunächst sehr blass und verfärben sich später evtl. bläulich. Am häufigsten tritt dieses Phänomen am Ende oder zwischen den Stillmahlzeiten auf – manchmal auch durch einen Kältereiz.

Es wird vermutet, dass der Genuss von Koffein, Nikotin sowie die Einnahme von Antibabypille oder Theophyllinpräparaten das Auftreten dieser Gefäßverkrampfungen begünstigen können. Die Entstehung wird ggf. durch Soor in den Milchgängen begünstigt oder ausgelöst.

Sofern Sie unter diesem Problem leiden und sich die Beschwerden nicht mit heißen Kompressen, Klopfmassage um den Warzenhof, der Einnahme von Calciumpräparaten oder von hoch dosiertem Magnesium lindern lassen, sprechen Sie bitte mit Ihrem Arzt /Ihrer Ärztin, ob für Sie das Medikament »Nifedipin« infrage kommt.

Soor

Manchmal werden wunde Brustwarzen, die über einen längeren Zeitraum nicht abheilen, durch eine Soorinfektion verursacht. Plötzliches Auftreten von wunden Brustwarzen nach einer längeren Stillzeit deutet oftmals auf einen Soorbefall hin. Soor ist eine ansteckende Pilzerkrankung und wird durch Candida-Pilzsporen hervorgerufen, die in geringer Konzentration auch auf der gesunden Haut angesiedelt sind. Bei einer Abwehrschwäche oder nach Behandlung mit Antibiotika können sich die Pilzsporen derart vermehren, dass sie Krankheitssymptome hervorrufen.

Stillende Mütter, deren Kinder manchmal auch von Soor betroffen sind, leiden dann häufig unter wunden Brustwarzen, die trotz normaler Behandlung bzw. nach Korrigieren der Stillposition nicht abheilen können. Die Symptome äußern sich beim Baby meist in geröteten Stellen mit nicht abwischbaren weiß-grauen Belägen an der Mundschleimhaut und möglicherweise durch Wundsein im Windelbereich.

Bei einer Soorinfektion sollten Sie auf äußerste Hygiene bedacht sein, damit sich die Infektion nicht auf andere Hautstellen ausdehnt oder weitere Familienmitglieder befällt.

Die Behandlung erfordert Geduld

Falls sich bei Ihnen oder Ihrem Baby entsprechende Symptome zeigen, ist es unbedingt notwendig, einen Arzt aufzusuchen. Dieser wird Ihnen eine Salbe verordnen, mit der Ihre Brustwarze und gleichzeitig der Mund Ihres Babys über einen längeren Zeitraum behandelt werden müssen. Sollte der Po des Babys ebenfalls wund sein, ist auch hier eine längerfristige Behandlung erforderlich. Die absolute Heilung einer Soorinfektion ist nur dann gewährleistet, wenn Sie die Therapie über das Abklingen der Symptome hinaus noch etwa 14 Tage lang ausdehnen. Achten Sie bei einer Soorinfektion darauf, dass die betroffenen Stellen möglichst trocken gehalten werden. Luft und Licht an die befallenen Stellen zu lassen fördert den Heilungsprozess.

Brennende, stechende Schmerzen in der Brust lassen vermuten, dass auch Ihre Milchgänge mit Soor infiziert sind. Obwohl auch dann nichts dagegen spricht, weiterzustillen, ist hierbei ebenso eine medizinische Behandlung unumgänglich. Obwohl eine Soorinfektion sehr unangenehm, hartnäckig und langwierig sein kann, ist sie keine ernsthafte oder gar bedrohliche Erkrankung. Abstillen ist daher nicht erforderlich!

Milchstau

Ein Milchstau entsteht, wenn sich restliche, nicht entnommene Muttermilch in den Brüsten sammelt und der Druck in den Milchbläschen (Alveolen) steigt. Obwohl sich ein Milchstau zu jeder Zeit der Stillperiode einstellen kann, tritt er am häufigsten in den ersten Wochen nach der Geburt auf. Bei einer solchen Stauung ist entweder die gesamte Brust schmerzhaft geschwollen oder es treten einzelne verhärtete und gerötete Stellen auf, unter denen druckempfindliche Knoten zu tasten sind. Ein Milchstau muss sofort behandelt werden, da sich ohne effektive Maßnahmen rasch aus einem leicht in den Griff zu bekommenden Stau eine Brustentzündung (Mastitis) entwickeln kann. Ein Milchstau kann mit einem grippeähnlichen Zustand einhergehen. Daher sollten stillende Mütter bei Symptomen wie Abgeschlagenheit, Müdigkeit, Kopf- und Gliederschmerzen oder Fieber ihre Brust sehr genau beobachten.

Mögliche Ursachen des Milchstaus

Aus verschiedenen Gründen kann der Milchspendereflex gestört sein, was bedeutet, dass der Milchvorrat und die ständig weiterproduzierte Milch nicht wie gewünscht abfließen können.

Zu eng anliegender BH: Wenn Ihr BH zu eng am Körper anliegt, können ggf. Milchdrüsen abgeklemmt werden. Ein zu eng sitzender BH kann auch zu einer Reizung des Gewebes führen, das aufgrund dessen anschwillt und den Milchfluss erschwert. Achten Sie deshalb bitte immer darauf, nur gut sitzende BHs zu tragen.

Verletzung der Brust: Es kann vorkommen, dass ein Stoß auf die Brust zu einer inneren Verletzung bzw. einem Hämatom führt, wodurch ein Milchstau verursacht wird. Bei harmlosen Stößen reicht es aus, wenn Sie die verletzte Stelle kühlen. Ergänzend eignen sich auch entsprechende vom Arzt verordnete durchblutungsfördernde Salben. Die Einnahme des homöopathischen Mittels »Arnika« ist als schmerzlindernde und entzündungshemmende Maßnahme ebenfalls geeignet.

Verstopfter Milchausgang: Ein vom Kind verursachtes Saugbläschen an der Brustwarze kann verhindern, dass die Milch aus allen Milchausgängen fließt. In einem solchen Fall ist es möglich, dass Ihr Arzt oder Ihre Hebamme das Bläschen mit einer desinfizierten Nadel aufsticht, sodass die Milch wieder gut abfließen kann. Auch angetrocknete Muttermilchreste können ein Grund für verschlossene Milchausgänge sein. Hierbei wird der Milchfluss durch sanfte Reinigung mit gut angewärmtem Wasser wieder ermöglicht.

Manche Frauen berichten auch von einem kleinen, gelblichweiß aussehenden Talgknötchen, das eine der vielen winzigen Milchausgänge verstopfte und Ursache für einen Milchstau war. Ein solches Talgknötchen, das den Abfluss der Milch blockiert, kann von einer kompetenten Person unter hygienischen Bedingungen entfernt werden, ohne dass die Brustwarze verletzt wird. Vor dem Entfernen des erwähnten Knötchens rate ich dazu, die betroffene Brustwarze mit feuchter Wärme aufzuweichen. Sind alle Milchausgänge wieder frei, kann die gestaute Milch ungehindert abfließen

Verstopfte Milchkanäle: Manche Frauen leiden unter häufig verstopften Milchkanälen, die zu immer wiederkehrenden Stauungen führen. Bei solchen Problemen rate ich zu einer Reduzierung der

Aufnahme gesättigter Fettsäuren, wie sie bei einer ungesunden Ernährung mit Fastfood und Fertigprodukten vorkommt. Sollte das auf Sie zutreffen, achten Sie bitte darauf, kein fettes Fleisch, keine fette Wurst (wie z. B. Salami, Leberwurst), keine frittierten Speisen, kein Schmalz oder fetthaltige Knabbereien (wie z. B. Chips, Flips) zu sich zu nehmen. Der Genuss von lecithinhaltigen Lebensmitteln (wie z. B. Naturreis, Eiern, Walnüssen, Mais, Erbsen, Pilzen, Hefe, Sojaprodukte, Weizenkeimöl) ist empfehlenswert, um einem ständig wiederkehrenden Milchstau vorzubeugen. Lecithin wird in Reformhäusern auch in Kapseln, als Granulat oder in flüssiger Form angeboten.

Körperliche oder seelische Überlastung: Oft wird durch seelische und körperliche Überlastung die Ausschüttung des Hormons Oxytocin gehemmt. Da dieses Hormon für das »Loslassen« der bereits gebildeten Milch verantwortlich ist, kann es vorkommen, dass trotz effektiven Saugens des Babys ein Teil der Milch in der Brust verbleibt. Versuchen Sie, sich zu entspannen, und bemühen Sie sich möglichst, weiteren Stress und Überarbeitung zu vermeiden.

Schmerzen: Manchmal führen Schmerzen, beispielsweise an der Dammnaht, dazu, dass eine zu hohe Adrenalinausschüttung den Milchspendereflex blockiert. Ein kurzzeitig eingenommenes stillverträgliches Schmerzmittel (z. B. Paracetamol) kann helfen, die Milch wieder besser fließen zu lassen.

Falscher Rhythmus: Eine andere Ursache liegt oft darin, dass das Baby nicht nach Bedarf oder nicht korrekt angelegt wird. Richten Sie sich daher bei der Häufigkeit und der Dauer der Stillmahlzeit nicht zu sehr nach der Uhrzeit. Teilen Sie sich den Tag nach der inneren Uhr und nach dem Schlaf-wach-Rhythmus des Kindes ein. Zu lange nächtliche Stillpausen sind manchmal der Grund dafür, dass stillende Mütter morgens unter zu stark gefüllten Brüsten leiden, die das Baby nicht ausreichend leeren kann. Kontrollieren Sie weiterhin bei jedem Anlegen, ob Ihre Stillposition korrekt ist.

Versuchen Sie, weiterzustillen

Wenn sich die Milch in Ihrer Brust gestaut hat, ist es wichtig, umgehend folgende Gegenmaßnahmen zu ergreifen.

- Legen Sie sich, wenn möglich, schon bei den ersten Anzeichen eines Milchstaus mit Ihrem Baby ins Bett. Sie brauchen auf jeden Fall viel Ruhe und Entspannung, bis die Beschwerden völlig abgeklungen sind.
- Bemühen Sie sich, Ihre Brust gründlich zu entleeren. Stillen Sie Ihr Kind tagsüber mindestens alle zwei Stunden, wobei auch in der Nacht keine zu langen Pausen eingelegt werden sollten.
- Lassen Sie Ihr Baby zuerst an der »gestauten« Brust trinken.
- Wählen Sie eine Stillposition, bei der der Unterkiefer Ihres Kindes zur gestauten Stelle hin gerichtet ist. Falls sich die Verhärtung an der Unterseite Ihrer Brust befindet, ist es ratsam, im

Liegen oder in der »Hoppe-Reiter-Position« zu stillen; liegt die verhärtete Stelle außen, ist die »Footballposition« (Seite 36) am günstigsten.

- Eine sanfte Druckmassage mit Ihrer Hand rings um die Brust herum während des Stillens bewirkt, dass der Milchfluss zusätzlich angeregt wird.
- Es könnte vorkommen, dass sich der Geschmack der Milch in der gestauten Brust so verändert, dass ihr Kind diese zunächst ablehnt. Auch hier ist es empfehlenswert, die erste Milch von Hand oder mit einer Pumpe zu entnehmen, sodass das Baby beim Trinken lediglich die frisch gebildete Milch erhält.

Martina

Vermeidung von Stress

» *Pünktlich zum Geburtstermin wurde unser Sohn Dominik bei uns zu Hause geboren. Durch die Stillzeit mit unserer Tochter Rebecca war ich inzwischen eine stillerfahrene Mutter; da ich aus den Fehlern, die aus mangelnder Kenntnis entstanden waren, viel gelernt hatte. Doch trotz aller Erfahrung war auch bei unserem Sohn jedes Anlegen ein Geduldsspiel. Manchmal dauerte es einige Minuten und ich musste immer wieder neu anlegen, bis Dominik die Brustwarze endlich richtig im Mund hatte.*

Wir überstanden diese anfänglichen Schwierigkeiten sehr gut, sodass der Kleine innerhalb der ersten Lebenswoche ein begeistertes Stillkind wurde und sein Geburtsgewicht wieder sehr schnell erreichte. Des Öfteren musste ich ihn vertrösten, weil er am liebsten nur 20 Minuten Zeitabstand zwischen seinen Mahlzeiten gelassen hätte. Schnell bemerkte ich, dass sich aus jeder Stresssituation, wie beispielsweise übermäßige Arbeit oder Ärger, im Handumdrehen ein Milchstau entwickeln konnte. Es war also besser, in stressigen Situationen noch einen kurzen Moment abzuwarten, bis ich etwas entspannter war, und erst dann das Baby anzulegen. Mir fiel es zunächst schwer, unwichtigere Termine zu verschieben, um für meine Kinder und mich genügend Zeit zu haben. Als ich jedoch erkannte, dass ich mich durch Vermeidung von Stress vor einem Milchstau schützen konnte, gelang es mir, mich abzugrenzen. «

Weitere hilfreiche Maßnahmen beim Milchstau

Wenn der Milchstau trotz aller Bemühungen anhält, bitte Folgendes versuchen:

Etwas Milch entleeren: Sollte Ihre Brust durch die Anwendung der beschriebenen Maßnahmen nicht so weich werden, dass Ihr Baby sie wieder gut fassen kann, ist es sinnvoll, vor dem Stillen einen kleinen Teil der Milch von Hand (Seite 79) zu entnehmen, wobei Sie gezielt den gestauten Bereich massieren und ausstreichen sollten. Alternativ können Sie Ihre Milch auch mit einer Handmilchpumpe oder einer elektrischen Milchpumpe abpumpen.

Brustumschläge Quarkwickel, die klassische Variante: Viele Hebammen empfehlen beim Milchstau Brustumschläge aus gekühltem Quark. Zwar ist die Anwendung etwas aufwendig, hat sich aber seit Langem bewährt. Kohlwickel, die schnelle, saubere und gute Alternative: Mütter, die ich beraten habe, gaben mir sehr gute Rückmeldungen, nachdem sie zwischen den Stillmahlzeiten kühlschrankkalte, sanft gepresste Kohlblätter auf die schmerzende Brust auflegten. Kohlblätter passen sich gut der Brustform an und der austretende Saft kann seine kühlende und entzündungshemmende Wirkung entfalten, ohne dass ein größerer Aufwand betrieben werden muss.

Umschläge mit gekühlter Erstlingswindel, der Insidertipp für die ersten Stillwochen oder Monate: Ich empfehle gerne – besonders am Anfang der Stillzeit – eine saubere, mit Wasser besprühte Erstlingswindel (Pampers o. Ä.) im Tiefkühlfach aufzubewahren. Damit ist ein brustformgerechter kühler Umschlag umgehend griffbereit, falls sich ein Milchstau oder sogar eine Brustentzündung überraschend schnell bemerkbar machen. Selbstverständlich können auch handelsübliche Thermokompressen zum Kühlen und Wärmen der Brust verwendet werden.

Taping: Manche Hebammen tapen die Brust bei Milchstau. Bitte nehmen Sie hier aber keine Selbstbehandlung vor.

Wärmebehandlung: Als weitere Maßnahmen beim Milchstau sind Wärmebehandlungen vor dem Stillen effektiv. Hierbei wird die Brust mit (feucht-) warmen Kompressen, einem gewärmten Kirschkernkissen oder einer heißen Dusche durchgewärmt. Unter Umständen ist es auch ausreichend, die betroffene Stelle vorsichtig mit einem Fön zu umlüften. Durch die entspannende Wärme kann Ihre Milch besser fließen.

Lockern: Das Schütteln der Brust kann helfen, einen Milchstau zu lösen – Beugen Sie hierzu Ihren Oberkörper nach vorne und schütteln Sie die betroffene Brust vorsichtig mit Ihrer Hand.

Homöopathische Präparate: Als Ergänzung der Therapie wird aus homöopathischer Sicht das Mittel Phytolacca (Seite 121) empfohlen.

Reduktion der Milchbildung: Falls eine erkannte Überproduktion der Milch die Ursache der Stauung ist, lässt sich die Nachbildung der Muttermilch durch Trinken von etwa ein bis zwei Tassen Pfefferminztee etwas reduzieren. In schwerwiegenden Fällen ist Salbeitee zu empfehlen. Überdies kann es als langfristige Maßnahme hilfreich sein, Ihrem Baby pro Mahlzeit nur eine Brust, ggf. auch zweimal die gleiche Brustseite anzubieten. Bevor Sie sich aber dazu entschließen, Ihre Milchbildung mit gezielten Maßnahmen zu reduzieren, sollten Sie sicherstellen, dass Ihr Kind bisher ausreichend zugenommen hat.

Homöopathische Mittel bei Stillproblemen

Bei der Behandlung von wunden oder empfindlichen Brustwarzen, harten Brüsten oder auch Brustentzündungen haben sich auch verschiedene homöopathische Präparate bewährt. Eine Homöopathin oder eine mit diesen Mitteln vertraute Hebamme wird Sie hier bestens beraten. Die Suche nach dem in Ihrem Fall geeigneten Mittel sowie die Auswahl der passenden Potenz und Dosis verlangen ein besonderes Fingerspitzengefühl. Beispielhaft sind in der folgenden Tabelle einige Mittel aufgeführt.

Beschwerdebild	Mittel
wunde Brustwarzen	
in den ersten Stilltagen, bis die Brustwarze an die erhöhte Beanspruchung gewöhnt ist	Arnika
blutende Rhagaden (tiefe, entzündete Risse), meist begleitet von großer Gereiztheit	Acidum nitricum
blutende oder wuchernde Einrisse in Verbindung mit Geräuschempfindlichkeit, unterstützende Behandlung bei Soor an der Brustwarze	Borax
tiefe, entzündete Risse in der Brustwarze, begleitet von Berührungsempfindlichkeit und Juckreiz, Kleidung ist kaum erträglich	Castor equi
empfindliche, geschwollene, gereizte Brustwarze, unerträgliche Schmerzen, besonders beim Saugen des Kindes, allgemeine Empfindlichkeit	Chamomilla
eiternde Brustwarzen, einhergehend mit Kälteempfindlichkeit	Hepar sulfuris
wunde Brustwarzen mit Schmerzen, die von der Brust in den ganzen Körper ziehen, wenn das Kind saugt, blutig-wässrige Absonderungen	Phytolacca
wunde Warzen mit Schmerzen, die bis in die Schultern ziehen, Entzündung der Brustwarze, scharfer Schmerz beim Stillen	Silicea
Milchstau	
gerötete Stellen an berührungsempfindlicher Brust, Kreislaufbeschwerden	Conium
Schmerzen abwechselnd in rechter und linker Brust, allgemeines grippales Krankheitsgefühl	Lac Caninum
gestaute Stelle(n) deutlich spürbar zu tasten, berührungsempfindlich	Phytolacca
unterdrückte Milchproduktion, »wandernde« Schmerzen beim Saugen des Kindes	Pulsatilla
Brustentzündung	
Milchmenge nimmt ab, Fieber	Aconitum

Beschwerdebild	Mittel
Entzündung durch Verletzung, Stoß oder Quetschung, Mattigkeit, Berührungsempfindlichkeit	Arnika
Brust wird plötzlich heiß, rote Stellen, gesamte Brust ist prall, extrem berührungsempfindlich, schnell steigende Körpertemperatur, erhöhte Reizbarkeit	Belladonna
Brust wird langsam fiebrig und schwer, Körpertemperatur steigt allmählich an, Bedürfnis nach Ruhe, großes Durstgefühl	Bryonia
starke Schmerzen in der kranken Brust einhergehend mit hoher Kälteempfindlichkeit, Eiterbildung, Nachtschweiß	Hepar sulfuris
Brust stellenweise hart, sehr empfindlich, Schmerzen im ganzen Körper, begleitende Erkältungskrankheit	Phytolacca
hartnäckige knotige Verhärtungen nach einer Brustentzündung, scharfer Schmerz beim Saugen des Kindes	Silicea
Verminderung des Milchflusses bzw. Abstillen	
zu große Milchmenge, Milch läuft von selbst aus	Calcium carbonicum
erwünschte Rückbildung der Muttermilch, als Unterstützung beim Abstillen	Phytolacca, Pulsatilla
nach dem Abstillen fließt die Milch weiter	Urtica urens
zu wenig Milch	
fehlende Milchbildung, zu wenig Milch trotz praller Brust	Agnus castus
zu wenig Milch infolge von Unsicherheit, Aufregung, Ärger, großes Ruhebedürfnis	Bryonia
Rückgang der Milch nach Zorn, Ärger	Chamomilla
Milchrückgang nach Erkältung, Durchnässung, Feuchtigkeit, nasskalter Witterung	Dulcamara
Milchrückgang nach psychischem Stress und/oder aufgrund zu hoher Ansprüche an sich selbst	Ignatia
Milchrückgang aufgrund von Überforderung, Niedergeschlagenheit, leichte (Druck-)Schmerzen in der Brust, gestörtes Bonding während der Säuglingszeit (z. B. Inkubator, Verlegung in Kinderklinik), geringes Selbstwertgefühl	Lac caninum
Milchrückgang aufgrund von Gefühlen der Hilflosigkeit und/oder Überforderung, Weinen beim Anlegen, depressive Stimmung beim Stillen	Pulsatilla
fehlender oder mangelnder Milcheinschuss, rückläufige Milchproduktion	Urtica urens
bei akutem Milchmangel oder sehr spärlichem Milchfluss	Kombipräparat von Similasan
Anregung der Milchbildung	Kombipräparat Silacten® (Calcium phosphoricum, Cinchona pubescens, Galega officinalis, Ricinus communis, Solidago virgaurea)

Mastitis (Brustentzündung)

Ein nicht behandelter Milchstau kann sich rasch zu einer Brustentzündung entwickeln. Eine Mastitis äußert sich durch schnell ansteigendes hohes Fieber und heiße gerötete Stellen an der Brust. Diese Symptome erfordern auf jeden Fall einen raschen Therapiebeginn. Zunächst ist es ausreichend, die gleichen Maßnahmen zu ergreifen, die auch beim Milchstau angebracht sind. Vor allem sind hier aber strenge Bettruhe, Weiterstillen und kühle Umschläge erforderlich. Das gute Durchwärmen der Brust unmittelbar vor dem Anlegen fördert das leichtere Abfließen der Milch. Wenn innerhalb von ca. 24 Stunden keine Besserung Ihres Befindens eintritt oder wenn beide Brüste gleichzeitig betroffen sind, sollten Sie unbedingt ärztliche Hilfe in Anspruch nehmen. Ihr Arzt kann Ihnen ein stillfreundliches Antibiotikum verschreiben, das die Beschwerden in der Regel schnell zum Abklingen bringen wird.

Trotzdem weiterstillen. Auch bei einer Mastitis ist Weiterstillen unbedenklich und sogar von großem Vorteil, da hierdurch gewährleistet wird, dass Ihr Baby durch die in Ihrer Muttermilch enthaltenen Antikörper versorgt wird.

Julia

Beschwerden lindern

» Meine Tochter Nora war ein ausgeglichenes und begeistertes Stillkind, das sehr sensibel auf meine Gefühle reagierte. Als sie acht Monate alt war, erwachte ich eines Morgens mit heftigen Schmerzen in der Brust. Ich rief umgehend meine Stillberaterin an, die aufgrund meiner stark erhöhten Körpertemperatur und der beschriebenen Rötungen auf meiner Brust sofort vermutete, dass ich unter einer Brustentzündung litt. Sie bot mir an, bei mir zu Hause vorbeizukommen, um sich meine Brust anzuschauen.

Zuerst erwärmten wir die von ihr mitgebrachten Kirschkernkissen und legten sie auf meine Brust. Nach einer gekonnt durchgeführten, sehr vorsichtigen Massage der warmen Brust gelang es der Stillberaterin, etwas von der gestauten Milch aus meinen schmerzhaften prall gefüllten Brüsten auszustreichen. Schon die kleinsten Mengen ausgedrückter Milch linderten meine Beschwerden. Wir legten anschließend kalte Kompressen auf meine Brüste, um die Entzündung im Anfangsstadium einzudämmen.

Diese Vorgehensweise sollte ich bis zum Ausbleiben der Beschwerden mehrmals wiederholen und Nora wie gewohnt stillen. Trotzdem vereinbarten wir, dass ich einen Arzt aufsuche, falls sich mein Zustand bis zum Nachmittag nicht bessern würde. Da mir das Ausstreichen selbst nicht gelingen wollte, bot sie mir an, eine Milchpumpe von ihr zu leihen. Falls sich wieder eine Stauung ankündigt, die Nora nicht aus-

saugen konnte, sollte ich meine Brust mit der Pumpe entleeren. Ich nahm das Angebot an und musste die Pumpe tatsächlich einige Male einsetzen. Meine Beschwerden verringerten sich innerhalb kurzer Zeit und waren nach drei Tagen gänzlich verschwunden. «

Eva

Ich hatte Schüttelfrost

» *Nach einem guten Stillstart bei meiner ersten Tochter bekam sie im Alter von etwa drei Wochen Koliken, sodass mein Mann und ich fast jeden Abend damit beschäftigt waren, unser Kind auf dem Arm zu tragen und zu beruhigen. So hatte ich mir das nun wirklich nicht vorgestellt. Fünf Wochen nach der Geburt, an einem Samstagabend, war das Schreien besonders schlimm und am Ende saß ich mit Nina im Arm auf dem Sofa und weinte ebenfalls.*

Am nächsten Morgen wachte ich gegen sechs Uhr auf, weil meine Brust schmerzte. Ich legte Nina an, um sie trinken zu lassen, aber das brachte keine große Linderung. Eine Stunde später hatte ich Schüttelfrost und 39 Grad Fieber. Ich suchte einen Arzt auf, der mir die Einnahme von Antibiotika verordnete und mir empfahl, meine Brust hochzubinden. Meine Temperatur normalisierte sich nach diesen Maßnahmen schnell wieder.

In der folgenden Zeit hatte ich noch drei Milchstaus, die sich zu leichten Brustentzündungen entwickelten. Die Kinderärztin riet mir von Antibiotikaeinnahmen ab, weil jede derartige Therapie die Darmflora des gestillten Säuglings empfindlich stört. Jede dieser Entzündungen konnte ich zum Glück mit Quarkumschlägen erfolgreich behandeln.

Erst nach der vierten Brustentzündung führte ich ein Gespräch mit einer Stillberaterin, die mir half, die Gründe für meine Beschwerden herauszufinden. Es war auffällig, dass die Milchstaus immer freitags oder samstags auftraten. Dies war zu der Zeit, in der mein Mann von der Arbeit zu Hause war und ich die Verantwortung für unser Baby auch mal abgeben konnte, was mir offensichtlich nicht gelang, ohne krank zu werden. Nach dem Gespräch mit der Stillberaterin bekam ich erstaunlicherweise keine Mastitis mehr. «

Christiane

Meine Brust tat dann permanent weh

» *Als meine Tochter Lucia fünf Monate alt war, hatten wir beide eine Erkältung. Sie wollte ziemlich oft gestillt werden, trank aber jedes Mal nur wenig, weil sie durch die Nase schlecht atmen konnte. Kurze Zeit später bemerkte ich bei mir Grippesymptome, die für mich zunächst nicht ursächlich in Zu-*

sammenhang mit dem Stillen standen, da meine Milch seit dem Stillbeginn wunderbar floss. Weil ich bisher noch nichts von den frühen Symptomen einer Mastitis gehört hatte, übersah ich leider dieses Vorstadium der Brustentzündung. Irgendwann bemerkte ich beim Einsetzen des Milchspendereflexes Schmerzen in der Brust. Innerhalb von wenigen Stunden tat meine Brust dann permanent weh, besonders aber beim Stillen. Jetzt erst – und das war unnötig spät – registrierte ich, was sich anbahnte. Ich fühlte mich ziemlich unwohl und bekam hohes Fieber. Der äußere Teil der Brust war gerötet. Die Vorstellung, ich müsste nun abrupt abstillen, versetzte mich in Panik.

Meine sehr stillfreundliche Frauenärztin riet mir, mein Baby immer zuerst auf der kranken Seite mit dem Unterkiefer zur geröteten Stelle der Brust anzulegen. Sie gab mir den Tipp, Lucia nur etwa im Vier-Stunden-Rhythmus anzulegen, am besten dann, wenn die Kleine »so richtig« hungrig sei. Ihre Empfehlung begründete sie damit, dass das Kind dann am besten trinkt und keine Pumpe die Brust so gut leert wie ein saugendes Baby. Ein weiteres Argument war, dass bei kurzem häufigem Saugen die Brust nicht ausreichend geleert und die Milchproduktion noch weiter gesteigert wird. Falls ich nach dem Stillen das Gefühl hätte, die Milch sei nicht gut abgetrunken, sollte ich den Rest ausstreichen. Nur wenn mir dies nicht gelingen könnte, wäre eine elektrische Milchpumpe geeignet, um die Brust nach dem Stillen vollständig zu entleeren. Sie verordnete mir die einmalige Einnahme einer ¼ Abstilltablette. Die Anwendung dieser niedrigen Dosis bewirkte, dass mein Milchvorrat auf ein normales Niveau zurückgebracht wurde. Ich hielt mich an die Empfehlungen meiner Ärztin, wobei ich stets sehr darauf achtete, dass auch die gesunde Brust nach dem Stillen gut geleert war. Obwohl manchmal ein Nachpumpen mit der elektrischen Milchpumpe notwendig wurde, konnte ich eine Steigerung der Milchmenge vermeiden, sofern ich meine Brüste unmittelbar nach dem Stillen abpumpte. Ich war dankbar, dass meine Brüste vorübergehend für einige Stunden nicht so schnell gefüllt waren.

Als Lucia neun Monate alt war und abermals unter einer Erkältung litt, trank sie erneut schlecht. Sie nahm zu diesem Zeitpunkt neben Muttermilch als Beikost schon Obst und Gemüse zu sich. In dieser Zeit wachte ich eines Morgens genau wie vier Monate zuvor mit einer schmerzenden Brust auf. Ich registrierte sofort, dass es sich wieder um eine Brustentzündung handelte und wandte umgehend die bewährten Therapiemaßnahmen an. Diesmal verlief alles viel glimpflicher. Die Beschwerden hatte ich durch die frühzeitige Behandlung nun innerhalb von wenigen Stunden im Griff. «

Anne

Ich wurde von einer Brustentzündung überrascht

» Als mein Sohn etwa vier Wochen alt war, wurde ich praktisch von einer Stunde auf die andere von einer Brustentzündung überrascht. Wir hatten gerade einen schönen Spaziergang durch die Natur hinter uns, als ich plötzlich sehr müde und erschöpft war. Meine Körpertemperatur erhöhte sich auf über 41 Grad. Meine rechte Brust wurde sehr druckempfindlich. Ich hatte eindeutig eine Brustentzündung. Bereits vor der Geburt hatte ich mich eingehend über das Thema ›Stillen‹ informiert und wusste, was nun zu tun war. Ich begann umgehend damit, meine Brust zu kühlen und legte mein Kind bevorzugt an der betroffenen Seite an, obwohl diese sehr warme Milch für meinen Sohn sichtlich ungewohnt war.

Als nach zwei Tagen das Fieber immer noch sehr hoch war, entschloss ich mich, meinen Gynäkologen aufzusuchen. Er gab mir den Rat, ein stillverträgliches Antibiotikum einzunehmen und unbeirrt weiterzustillen. Nach Einnahme dieses Mittels sank das Fieber innerhalb weniger Stunden und die anfänglich großen Schmerzen beim Saugen unseres Sohnes ließen bald nach.

Während der Stillzeit mit unserem zweiten Kind vermied ich es – zumindest in den ersten Wochen – ›anstrengende‹ Besucher zu empfangen. Auch lehnte ich Gespräche über die Ernährung meines Kindes mit Personen ab, von denen ich – wenn auch gut gemeinte – für mich unpassende Tipps erwartete. «

Sonja

Kohlblätter helfen

» Vier Wochen nach der Geburt unserer Tochter feierten wir den 60. Geburtstag meiner Mutter im Hause meiner Eltern. Ich half – so gut es eben mit dem Baby ging. Beim Ausruhen auf der Couch deutete schon vieles darauf hin, dass ich eine Brustentzündung hatte. Mir wurde plötzlich kalt, ich bekam Schüttelfrost und meine Körpertemperatur stieg rasch an. Glücklicherweise war ich noch bei meinen Eltern und hatte die Aconitum-Globuli dabei, die mir die Hebamme für einen solchen Fall empfohlen hatte. Ich nahm dieses homöopathische Mittel sofort ein und schluckte später noch eine Paracetamol-Tablette. Umgehend legte ich mich zusammen mit meiner Tochter ins Bett und stillte sie gleich ausgiebig an der entzündeten Brust. Dies war zwar sehr schmerzhaft, aber Celine trank wie immer gut und verschaffte mir damit große Erleichterung. Auch das Auflegen von gekühlten Kohlblättern auf die entzündete Brust trug sehr zu meiner Genesung bei.

Am nächsten Morgen sank das Fieber schon deutlich ab und nachmittags war ich wieder fieberfrei. Da ich bei meinen Eltern bestens aufgehoben war, blieb ich noch einige Tage dort. Meine Mutter umsorgte ihr Enkelkind und brachte mir Celine nur zum Stillen, Schmusen und Schlafen. Ansonsten achtete sie darauf, dass ich strenge Bettruhe einhielt.

Obwohl ich wusste, dass Brustentzündungen am schnellsten abklingen, wenn man im Bett bleibt und sich hauptsächlich aufs Stillen und Ausruhen beschränkt, gelang es mir einfach nicht, absolute Ruhe einzuhalten. Ich hatte anschließend noch ein oder zwei weitere Brustentzündungen, die jedoch dank der Einnahme von Aconitum, dem Verwenden von Kohlblättern und dem Einhalten von Bettruhe bald vorübergingen.

Die endgültige Wende kam, als schließlich eine Stillberaterin einen Milchstau bei mir als Vorstufe einer Brustentzündung erkannte. Sie gab mir Pulsatilla-Globuli und riet mir, mich schon bei den ersten Symptomen eines Milchstaus zurückzunehmen, auf die Couch zu legen und zusammen mit meinem Baby zu relaxen. Außerdem leitete sie mich an, wie ich meine Brust korrekt ausstreichen kann. Diesem wichtigen Ausstreichen wurde leider im Krankenhaus kaum Bedeutung beigemessen. Seit diesem Milchstau strich ich die empfindliche Brustseite während unserer Stillzeit regelmäßig aus, was zu meiner mentalen Beruhigung beitrug und dazu führte, dass ich zukünftig weitere Brustentzündungen vermeiden konnte. «

Zu wenig Milch

Wenn Ihr Kind nicht ausreichend zunimmt, sollten Sie die Ursachen ergründen und nach Möglichkeit Veränderungen herbeiführen.

Stillen Sie Ihr Baby oft genug? Leider stillen gerade Mütter, die zu wenig Milch produzieren, oftmals zu selten und verstärken damit den Milchmangel. Ein sehr wichtiger Faktor zur Steigerung der Milchmenge ist die anregende Wirkung des Saugreizes (notfalls auch mithilfe einer geeigneten Milchpumpe). Das häufige Saugen ist unbedingt notwendig, um die Milchproduktion anzuregen und aufrechtzuerhalten.

Gerade bei schwachen Säuglingen ist häufiges Anlegen außerordentlich wichtig. Bieten Sie Ihrem Kind mindestens achtmal innerhalb von 24 Stunden die Brust an. Die Nachfrage regelt das Angebot!

Sind die nächtlichen Stillpausen zu lang? Babys, die zu wenig Gewicht haben, schlafen oft viele Stunden, ohne sich von selbst zu melden. Wecken Sie Ihr Kind dann auch in der Nacht zum Stillen.

Ist Ihre Stillhaltung korrekt? Häufig liegt der Grund einer mangelnden Gewichtszunahme des gesunden Babys in einer unkorrekten Stillhaltung. Achten Sie deshalb bei mangelnder Milchbildung ganz besonders auf eine gute Stillhaltung, um Ihrem Baby ein effektives Saugen zu ermöglichen.

Leiden Sie unter extremer Müdigkeit oder Erschöpfung? Das Dasein einer jungen Mutter ist oft sehr anstrengend. Versuchen Sie sich tagsüber, während Ihr Kind schläft, ebenfalls auszuruhen und Kraft zu schöpfen. Dies wird sich positiv auf Ihre Milchmenge und auf Ihren Milchspendereflex auswirken.

Ernähren Sie sich gut? Besonders dann, wenn Sie kaum Möglichkeiten haben, nahrhafte warme Mahlzeiten zu sich zu nehmen, sollten Sie den Tag mit einem ausgiebigen Frühstück beginnen und tagsüber immer wieder kleinere nährstoffreiche Zwischenmahlzeiten zu sich nehmen. Vielleicht lässt es sich einrichten, dass Familienangehörige oder Freunde für Sie kochen.

Sind Sie entspannt? Wenn Ihr Baby nach wenigen Minuten guten Trinkens beginnt, längere Zeit zu nuckeln, nach einigen weiteren Saugversuchen ungeduldig wird und danach die Brust loslässt, kann dies verschiedene Ursachen haben. Es kann einerseits bedeuten, dass insgesamt zu wenig Milch in der Brust vorhanden ist, andererseits aber auch, dass Ihr Milchspendereflex nicht gut funktioniert. In beiden Fällen hat Ihr Baby Schwierigkeiten, die benötigte Menge aus Ihrer Brust zu saugen. Häufig treten diese Situationen dann auf, wenn Mütter sich besonders belastet fühlen. In einem solchen Fall ist es angebracht, durch ein Gespräch die Spannung so weit zu lösen, dass Sie sich wieder wohler fühlen. Vielleicht brauchen Sie Beruhigung durch eine Person, der Sie vertrauen. Sicherlich kann eine engagierte Stillberatung hier sehr gute Dienste leisten. Manchmal hilft eine gezielte Atem- und Entspannungsübung oder eine von Ihrem Partner ausgeführte Rückenmassage, um wieder gelöster zu sein. Ein geduldiger Partner, der Ihren Stillwunsch mitträgt und Sie während der Zeit des Milchmangels unterstützt, ist eine große Hilfe, wenn es um die Steigerung der Milchbildung geht.

Ist Ihr Kind saugschwach? Liegt der Grund Ihrer mangelnden Milchbildung darin, dass Ihr Kind aus gesundheitlichen Gründen nicht in der Lage ist, durch kräftiges Saugen Ihre Milchbildung ausreichend anzuregen, bleibt Ihnen die Möglichkeit, Ihre Brustdrüsen mit einer Milchpumpe zu stimulieren. In diesem Fall ist es wichtig, tagsüber mindestens alle drei Stunden abzupumpen. Während der Nacht sollten Sie das Abpumpen nicht länger als fünf Stunden hinauszögern. Eine elektrische Intervallmilchpumpe ist für diesen Zweck besonders geeignet.

Wenn Sie den Eindruck haben, dass der anstrengende Alltag Ihre Belastungsgrenze übersteigt und sich dies negativ auf Ihre Milchbildung auswirkt, versuchen Sie, ein bis zwei Tage mit Ihrem Baby im Bett zu verbringen. Schlafen Sie viel, hören Sie ruhige Musik, lesen Sie ein unterhaltsames Buch und lassen Sie sich mit Essen und Trinken verwöhnen. Sorgen Sie in dieser Zeit unbedingt verstärkt für Ihr eigenes Wohlergehen und stillen Sie, sooft Ihr Baby danach verlangt. Auf diese Weise passt sich bei den meisten Frauen die Milchproduktion innerhalb von spätestens 48 Stunden dem Bedarf des Kindes wieder mühelos an.

Wenn ein Baby nicht ausreichend zunimmt, muss das Gewicht engmaschig überprüft werden. Manchmal wird dann nach jedem Stillen eine Stillprobe durchgeführt, indem das Kind vor und nach jeder Stillmahlzeit gewogen wird, um die Trinkmenge ermitteln zu können. Als Anhaltspunkt für die Gesamttrinkmenge pro Tag gilt bei gesunden Kindern ab dem 11. Lebenstag folgende Faustregel: Ein Baby sollte täglich ca. ⅕ seines Körpergewichtes an Nahrung zu sich nehmen. Diese Angaben gelten jedoch nicht für kranke Kinder oder für Kinder, die eine erhöhte Körpertemperatur (z. B. nach Impfungen) aufweisen.

So regen Sie die Milchbildung an

Hier einige Vorschläge, mit denen andere stillende Mütter ihre Milchbildung erhöhen konnten, ich nenne Ihnen einige altbewährte Rezepte:

Getränke

Milchbildungstee Zwei bis drei Tassen Milchbildungstee über den Tag verteilt zu trinken trägt nach Erfahrung vieler Stillmütter zur Steigerung der Milchmenge bei. Neben den im Handel verkäuflichen Fertigprodukten, die oftmals auch unter der Bezeichnung »Stilltee« angeboten werden, können Sie sich in Apotheken und Bioläden auch frische Kräuter mischen lassen. Empfehlenswert sind folgende Mischungen:

- 2 Teile Bockshornklee, 1 Teil Kümmel, 1 Teil Fenchel und 1 Teil Anis oder
- 1 Teil Hopfen, 1 Teil Holunderblüten, 1 Teil Melissenblüten, 1 Teil Fenchelsamen, Anis und Kümmel

Wenn Sie von Zeit zu Zeit eine andere Geschmacksrichtung mögen, können Sie einfach zwischen diesen beiden verschiedenen Teemischungen abwechseln.

Bewährt hat sich auch die Beimischung von Eisenkraut und Brennnessel.

Alkoholfreie Getränke Häufig berichten Mütter, dass sie durch das abendliche Trinken von alkoholfreiem Weizenbier oder alkoholfreiem Sekt ihre Milchmenge bedeutend steigern konnten.

Warme Mahlzeiten

Warme Speisen sind für Wöchnerinnen besonders wichtig. Mit wenigen Zutaten lassen sich milchbildende, ballaststoffreiche Gerichte herstellen, die schnell zubereitet sind und die auch dem nicht kochbegabten Vater gelingen. Hier ein paar Rezepte:

Hühnerbrühe Ein Suppenhuhn mit einem Stück Ingwer und einem Bund Suppengrün ca. zwei Stunden lang auskochen. Täglich eine Tasse dieser Brühe mit Reis oder Suppennudeln essen.

»Himmel und Erde« mal anders
500 g Kartoffeln und 3 Äpfel schälen, in dünne Spalten schneiden und dachziegelartig in eine Auflaufform schichten, salzen und pfeffern, danach mit ¼ l Milch begießen und mit Parmesan und geriebenen Mandeln bestreuen. Mit 2–3 EL Öl beträufeln und 40 Min. bei 200 °C backen.

Rösti Je 250 g Kartoffeln und Möhren schälen, raspeln, mit 1 Ei und 2 EL gehackten Mandeln mischen, würzen. Als großen Kuchen in einer beschichteten Pfanne braten und dabei wenden. 1 Tasse Spinat dazugeben und mit 3 EL Parmesan bestreuen. Dazu passt gebratene Hühnerbrust.

Rote-Bete-Cremesuppe mit Sauerrahm
4 küchenfertig eingeschweißte Rote-Bete-Knollen (etwa 500 g) grob zerteilen, zusammen mit 400 ml Gemüsebrühe in einen Topf geben und aufkochen. Topf vom Herd nehmen, 400 ml Milch und 2 EL Sahne unterrühren, alles mit einem Pürierstab fein pürieren und nochmals zum Kochen bringen. 4 EL Hirsemehl nach und nach mit dem Schneebesen in die kochende Suppe rühren und alles weitere drei Minuten köcheln lassen. ½ Bund Dill waschen, trocken schütteln, Spitzen von den Stielen zupfen und fein hacken. Suppe mit einem Klecks Sauerrahm und etwas Dill bestreuen, mit Salz, Pfeffer und 1 Prise gemahlenem Kümmel würzen. Dazu passt Vollkornbrot oder ein Körnerbaguette.

Mandelmilchreis 80 g Milchreis mit 200 ml Milch und 1 EL gehackten Mandeln zum Kochen bringen, bei schwacher Hitze 20 Minuten quellen lassen. Inzwischen 1 Apfel mit 2–3 Trockenpflaumen im Blitzhacker raspeln. 10 Min. vor Ende der Garzeit zusammen mit 1 EL Honig unterziehen.

Ballaststoffreiche Kost

Durch die Hormonumstellung ist auch die Verdauung meist träge – deshalb sollten Sie viele Ballaststoffe zu sich nehmen und ausreichend trinken.

Haferschleim Feine Haferflocken angerührt mit heißem Wasser, mit Apfelkompott oder frischem Obst schmecken lecker und sättigen lange Zeit.

Müslizubereitungen Mischungen aus Hafer, Hirse und Gerste, denen auch Leinsamen und Nüsse beigemischt sind, wirken sich ebenfalls günstig auf die Milchbildung aus.

Milchbildungskugeln 500 g Weizen-Gerste-Hafer-Gemisch (grob geschrotet) in einer Pfanne bis zur Bräunung rösten, 150 g gekochten Vollreis kalt zugeben und mit 175 g Butter und einem halben Glas Wasser einrühren, 150 g Honig hinzufügen und alles miteinander vermischen. Aus dieser Masse Kugeln im Durchmesser von etwa 2 cm formen, im Kühlschrank lagern und täglich 2–3 dieser leckeren Kugeln verzehren (selbstverständlich können Sie die Masse anstatt zu Kugeln geformt auch teelöffelweise zu sich nehmen).

Stillkekse 200 g Mehl, 250 g Haferflocken, 100 g Mandel- oder Erdnussmus, 70 g geschmolzene Butter, 1 Ei, 140 g Leinsamen, 140 g brauner Zucker, 140 g Nüsse, 200 g Schokostückchen, 150 ml Wasser, 1 TL Backpulver, 1 TL Salz, 1 TL Zimt, 2 TL Vanillepulver gut miteinander vermischen und mit den Händen kneten – Plätzchen bei 180 Grad auf mittlerer Schiene 15 Minuten backen.

Was gibt es sonst noch?

- Bier- oder Nährhefe (erhältlich im Reformhaus) eignet sich als milchbildungsfördernder Vitamin B- und Mineralstofflieferant gut zum Verfeinern von Gemüse, Suppen und Salatsoßen.
- Auch der Genuss von Malzgetränken, (z. B. Malzbier oder Malzkaffee) kann helfen.
- Darüber hinaus zu empfehlen sind noch: Aufbaumittel Stadelmann (kann online in der Bahnhofsapotheke Kempten bestellt oder über die Apotheke in Ihrer Nähe bezogen werden),
- Mariendistel-Kapseln, Benediktenkraut, Himbeersaft, Schlehensaft, Fenchelsamen, Anissamen, Kümmelsamen, Bockshornkleesamen, Sesamkörner, Sonnenblumenkerne, Nüsse, Rosinen.

Gelée Royale

Dies ist ein besonderer Nektar, mit dem die Bienenkönigin gefüttert wird. Dadurch wird sie besonders leistungsfähig und kann täglich viele Eier legen. Ich empfehle gerne dieses hochwertige Produkt, das ggf. zur Steigerung der Milchbildung beitragen kann. Gelée Royale ist in verschiedenen Darreichungsformen im Handel erhältlich.

Achten Sie auf Ihre Brust

- Eine simple, aber hilfreiche Methode, die Milchbildung zu erhöhen, kann auch der Verzicht auf das Tragen eines BHs sein. Das intensivere Spüren der Brust führt bei manchen Müttern dazu, dass ihre Milchproduktion gesteigert wird.
- Sie können Ihre Brust auch mit Milchbildungsöl massieren. Dieses Öl erhalten Sie evtl. auch unter der Bezeichnung »Stillöl« in der Apotheke. Es setzt sich aus verschiedenen milden Ölen zusammen und fördert die Durchblutung des Brustgewebes. So trägt es zur Anregung der Milchbildung und des Milchflusses bei. Beim Auftragen sollten Sie den Warzenvorhof aussparen.

Manidsche

Jeder sagte etwas anderes

» Mein Sohn Colin kam drei Jahre nach der Geburt meiner Tochter Leann zur Welt. Für mich war klar, dass auch er gestillt werden solle, da es ja schon bei seiner Schwester so gut funktionierte. Ich verschwendete überhaupt keine Gedanken daran, dass ich irgendwelche Schwierigkeiten bekommen könnte.

Als Colin einige Wochen alt war, reichte meine Milch nicht mehr aus. Ich denke, diese Problematik entstand durch eine extrem belastende familiäre Ausnahmesituation, unter der ich damals sehr litt. Ich versuchte Vieles, um die Milchbildung anzuregen. Keine meiner Bemühungen brachte den gewünschten Erfolg. Einige meiner Verwandten und Bekannten versuchten mir mit vermeintlich guten Ratschlägen zu helfen; jeder sagte etwas anderes. Kommentare wie ›das ist doch nicht schlimm, der Kleine wird auch mit der Flasche groß‹ bis hin zu Aussagen wie ›du musst sehen, dass du die Milchbildung in Gang kriegst‹ belasteten mich nur noch mehr. In dieser Zeit, in der ich oft bedrückt war, stand mir meine Stillberaterin immer geduldig und mit Tipps zur Seite. Colin konnte mit dem ständigen Wechsel vom Saugen an der Brust und dem Saugen an der Flasche gut umgehen. Obwohl er auf die gekochte Zusatznahrung angewiesen war, brauchte er auf die wertvollen Inhaltsstoffe meiner Muttermilch nicht zu verzichten. Colin wurde bis zum sechsten Monat teilgestillt. «

Yvonne

Endlich war da jemand, der mich verstand

» Die ersten Wochen mit unserem Sohn waren sehr anstrengend. Nach den Stillmahlzeiten spuckte er immer wieder größere Milchmengen aus. Ich fühlte mich bald ausgelaugt und hatte keine Lust mehr, den Kleinen ständig anzulegen. Das ging so weit, dass ich keine positive Beziehung mehr zu Simeon aufbauen konnte und sogar Abstand von ihm haben wollte. Diese Gedanken und Gefühle bereiteten mir ein sehr schlechtes Gewissen und wirkten sich wohl auch negativ auf meine Milchbildung aus. Es fiel mir schwer einzugestehen, dass ich zu wenig Milch bilden konnte. Ich versuchte, ohne fremde Hilfe meine Milchbildung zu steigern.

Anfangs war ich sehr optimistisch. Aber nach zwei Tagen kam wieder ein schwieriger Tag und ich hatte das Gefühl, es nicht alleine zu schaffen. Ich merkte, dass weder die erhöhte Flüssigkeitszufuhr noch das Trinken von Milchbildungstee oder die Stimulation mit einer kleinen elektrischen Milchpumpe dauerhaft meine Milchmenge erhöhten. Mein Mann unterstützte mich zwar, soweit er konnte, aber ich spürte, dass er für meine Stimmungsschwankungen kein Verständnis hatte; ich erkannte mich ja selbst kaum wieder. Deshalb setzte ich mich mit einer Stillberaterin in Verbindung. Sie hörte mir geduldig zu, empfahl mir, Simeon nach Bedarf, mindestens jedoch alle drei Stunden zu stillen, und bot mir eine hochwertige elektrische Intervallmilchpumpe an. Daneben gab sie mir einige praktische Tipps zur Steigerung meiner Milchbildung und stärkte in mir die Zuversicht, dass wir die Situation gemeinsam meistern würden. Nach dem Telefonat ging es mir schon viel besser. Endlich war da jemand, der mich verstand und mir wirklich helfen wollte. Ich gewann neuen Mut und stillte Simeon wie empfohlen nach Bedarf. Oft hatte ich in diesen Tagen zwischen den Stillmahlzeiten nur kurze Pausen von einer oder eineinhalb Stunden. Allmählich stellte ich fest, dass die Milchmenge spürbar anstieg. Bald darauf schlief Simeon tagsüber hervorragend, machte einen satten und zufriedenen Eindruck und ließ mir ausreichend lange Stillpausen. Nun merkte ich, dass sich meine Mühe gelohnt hatte und dass ich wieder ausgeglichener wurde. «

Tanja

Frustrierende 48 Stunden

» *Als meine Tochter fünfeinhalb Monate alt war, hatte sie ihren ersten Magen-Darm-Infekt, der mit Erbrechen und Durchfall einherging. Vorher kaum von der Brust zu trennen, wollte unser Baby plötzlich überhaupt nicht mehr gestillt werden, was sich als problematisch herausstellte, da sie bisher außer Muttermilch keine Flüssigkeit zu sich nahm. Einen Tag nach ihrem Stillstreik war die Kleine genesen und saugte wieder begeistert an meiner Brust. Leider hatte ich nun kaum noch Muttermilch zur Verfügung. Daraufhin kam von allen Seiten der Vorschlag, auf die Flasche umzusteigen, damit mein Kind nicht verhungert und verdurstet.*

Weil meine Tochter und ich das Stillen aber bisher sehr genossen hatten, wollte ich trotz der vielen Ratschläge meiner Verwandten und Bekannten auf keinen Fall abstillen. Da bei mir das Abpumpen nicht das gewünschte Ergebnis brachte, gelang es mir, die Milchmenge mit stündlichem Anlegen, zwischenzeitigem Milchausstreichen und verstärktem Trinken noch mal zu steigern. Nach teilweise sehr frustrierenden 48 Stunden schoss die Milch dann zu meiner Freude wieder wie gewohnt ein. Die Kleine war davon so begeistert, dass sie in den beiden darauffolgenden Wochen jede angebotene Breinahrung verweigerte und deshalb wieder ausschließlich an meiner Brust ernährt wurde. Unsere Tochter wurde schließlich bis zu ihrem 14. Lebensmonat teilgestillt. «

Untröstlich schreiende Kinder

Mitunter ist das Leben mit einem Säugling schwieriger zu bewältigen, als man es sich vorstellt. Denn es gibt Kinder, die in der ersten Zeit ihres Lebens oft und lange schreien und fast unentwegt Aufmerksamkeit benötigen. Für deren Eltern bedeutet dies, dass sie sich mit der Zeit erschöpft, ausgelaugt und auch irgendwie hilflos fühlen. Unerklärliche Schreiattacken von Säuglingen werden nicht durch Fehler im Umgang mit dem Baby hervorgerufen. Machen Sie sich also keine Vorwürfe, wenn Ihr Kind ein Schreibaby ist.

Wann ist ein Kind ein sogenanntes Schreibaby? In der Regel spricht man dann von Schreibabys, wenn Säuglinge während dreier aufeinanderfolgender Wochen an drei Tagen in der Woche mehr als drei Stunden pro Tag schreien, sich im Übrigen aber gesund und normal entwickeln.

Die schwierige Suche nach den Ursachen Entgegen häufiger Annahme gilt es heute als belegt, dass die Ursachen von unstillbarem Schreien bei Stillkindern nicht in der mütterlichen Kost zu finden sind. Aus diesem Grund trifft auch der früher verwendete Begriff »Dreimonatskoliken« nicht den Sachverhalt. Wenn Ihr Baby unter Schreiattacken leidet, brauchen Sie also keine besondere Diät einzuhalten. Auch wenn es zunächst den Anschein hat, als ob auch Schmerzen der Grund für die Schreiattacken Ihres Babys seien, sind diese meist jedoch nur die Folge – oder höchstens eine sekundäre Ursache davon. Beim Schreien schlucken die Kinder große Mengen Luft, die durch den Darm wandern und dort tatsächlich zu Blähungen führen. Dass sich der kleine Bauch beim Schreien verhärtet, ist normal, weil die Bauchmuskulatur durch die Anstrengung des Schreiens angespannt wird.

Vielfach gewinnt der Zusammenhang von KISS-Syndrom (kopfgelenkinduzierte Symmetriestörung) und unstillbarem Schreien an Bedeutung. Hierbei wird vermutet, dass Säuglinge unter Schmerzen leiden, die durch eine Halswirbelverschiebung – u. a. aufgrund einer Schieflage im Mutterleib oder während des Geburtsvorgangs – verursacht werden. Kinder mit KISS-Syndrom werden oftmals durch eine geeignete manual-

Achtung!

Schütteln Sie nie Ihr Baby, wenn sein Schreien für Sie unerträglich zu werden droht. Schütteln kann zu schwersten Behinderungen durch Hirnblutungen führen! Wenn Sie befürchten, die Kontrolle zu verlieren, verlassen Sie lieber für einige Minuten das Zimmer, besinnen Sie sich und bedenken Sie die möglicherweise lebenslangen Folgen einer Affekthandlung.

medizinische Therapie bzw. durch eine osteopathische Behandlung innerhalb kurzer Zeit beschwerdefrei.

Auch Anpassungsstörungen des Kindes werden für das Schreien verantwortlich gemacht. In den ersten drei Monaten macht Ihr Kind eine rasche Entwicklung durch. Es passt seinen Schlaf-wach-Rhythmus dem Hell-dunkel-Wechsel an und gewöhnt sich an einen Rhythmus bei den Mahlzeiten. Nicht jedem Kind gelingt diese Regulierung gleich gut und schnell.

Vermeiden Sie häufig gemachte Fehler!

Stillen Sie auf keinen Fall frühzeitig ab, denn ein gut ernährtes Schreibaby wird durch die Umstellung auf Pulvernahrung keineswegs ruhiger. Solche Veränderungen bergen eher noch die Gefahr, dass Verstopfungen das Unwohlsein Ihres Kindes sogar verstärken.

Stillen Sie Ihr Kind jedoch nicht bei jedem Schreien. Zu häufiges Stillen kann Bauchschmerzen durch Überfüllung verursachen (Ausnahmen: in den ersten drei Wochen bzw. bis zur Bildung einer ausreichenden Milchmenge und bei Wachstumsschüben).

So helfen Sie Ihrem Kind

Wenn kein Grund für das unstillbare Schreien gefunden werden kann, können Sie Ihrem Kind mitunter durch folgende Maßnahmen helfen:

- Beruhigen Sie es durch Schmusen und durch sanftes Schaukeln in einer Wiege oder einer Hängematte.
- Tragen Sie Ihr Kind in einem Babytragetuch. Viele Eltern haben erfahren, dass bei Babys, die engen Körperkontakt mit vertrauten Personen hatten, das unspezifische Schreien weniger ausgeprägt war.
- Babymassagen tragen oft zur Entspannung bei, da das Kleine hierbei intensiven Hautkontakt durch die massierenden Hände erfährt.
- Viele Babys lieben es, gepuckt (eng umschlossen) zu sein. Es gibt Hinweise dafür, dass das Pucken die Schreidauer signifikant verringern kann. Beim Pucken handelt es sich um eine spezielle Wickeltechnik, bei der Babys eng in ein Tuch eingewickelt werden. Diese traditionelle Methode der Säuglingspflege ist in der ganzen Welt weit verbreitet.

Die richtige Technik. Fragen Sie Ihre Hebamme oder Stillberaterin. Diese beherrschen oftmals die erforderlichen Techniken zum Binden eines Tragetuches, zum Pucken und Massieren eines Babys.

- Dunkeln Sie das Zimmer ab. Manche Kinder lassen sich durch die Melodien sanfter Lieder oder durch das Hören monotoner Geräusche, wie sie z. B. von einem Haartrockner oder einem Staubsauger mit niedriger Wattzahl verursacht werden, beruhigen. Diese Geräusche erinnern das Baby an das Rauschen im Mutterleib. Um zu vermeiden, dass die Geräte, welche die Töne verursachen, ständig angeschaltet werden müssen, ist es klug, die Geräusche aufzunehmen, um sie immer wieder abspielen zu können. Auch auf Youtube sind unter dem Stichwort »Weißes Rauschen« Rausch- und mütterliche Herztöne zu finden, die beruhigend auf Ihr Baby wirken können. Manche Schreibabys lassen sich leichter beruhigen, wenn sie gepuckt in einem abgedunkelten Zimmer das leise Rauschen wahrnehmen.

Esther

Unsere Geduld bewährte sich

» *Als Schwangere machte ich mir eigentlich keine Gedanken über das Stillen. Meine beiden Schwestern hatten problemlos und lange gestillt, wodurch es mir an positiven Beispielen nicht mangelte. Leider stellte sich meine Tochter als sehr widerspenstig heraus. Sie wollte einfach nicht richtig trinken. Melena saugte zwar an meiner Brust, aber eigentlich war sie nie richtig zufrieden. Ich legte sie ständig wieder an – wobei an Pausen von drei bis vier Stunden nicht zu denken war. Das Stillen dauerte meist 60 bis 90 Minuten. In der Geburtsklinik versuchten die Hebammen und Schwestern mit verschiedenen Methoden, mir zu helfen. Leider half nichts davon und der Arzt fragte mich jeden Morgen, wann ich denn nun entlassen werden wollte. Als es nach fünf Tagen trotz ständigen Anlegens mit dem Stillen immer noch nicht gut funktionierte, ging ich frustriert nach Hause; helfen konnte mir ja im Krankenhaus ohnehin niemand.*

Außerdem legte mein Mann sehr großen Wert darauf, dass unsere Kleine gestillt wurde. Der Druck, stillen zu müssen, wurde mir langsam unangenehm. Meine Schwester, die Stillberaterin war, redete auf mich ein, bloß nicht aufzuhören und auch keine Brusthütchen oder sonstige Hilfsmittel zu verwenden. Meine Hebamme, eine sehr erfahrene ältere Mutter von drei Kindern, half mir, so gut sie konnte. Sie sprach mir Mut zu und riet mir zur Ausdauer. Auch unsere homöopathisch orientierte Kinderärztin bestärkte mich von Anfang an in meinem Stillwunsch und riet uns, keine ständigen Wiegekontrollen durchzuführen, um einen zu hohen Leistungsdruck bei mir zu vermeiden.

Zum Glück bewährte sich unsere Geduld und nach fast sechs Wochen hatten wir endlich Erfolg. Heute vermuten wir, dass die Anfangsprobleme beim Stillen mit der recht langen Geburt zusammenhingen, weil Melena immer sehr empfindlich reagierte, wenn sie am Kopf berührt wurde. Außerdem wollte unsere Tochter am liebsten nur getragen werden. Wir hatten den Verdacht, dass sie unter einem Schiefhals litt, und suchten deshalb einen Osteopathen auf. Dieser vermutete, dass unsere Tochter bei der Geburt wohl zu viel Druck auf Stirn und Nacken bekommen hatte. Nach einer Behandlung durch diesen Osteopathen wurde Melena viel ruhiger und bald darauf verschwand unser Stillproblem total. Melena wurde acht Monate lang nur mit Muttermilch ernährt und zwar ausschließlich aus der Brust. In der schwierigen Anfangsphase hatten wir einige Male probiert, sie mit Muttermilch aus der Flasche zu füttern, aber die Kleine lehnte den Flaschensauger energisch ab. «

Die Saugverwirrung

Ausgereifte, gesunde Neugeborene haben einen angeborenen Saugreflex, der es ihnen ermöglicht, ihre Nahrung aus der mütterlichen Brust zu trinken. Manchmal verlernen Säuglinge, die mit einem Flaschensauger gefüttert werden, die für das Saugen an der Mutterbrust notwendige Saugtechnik innerhalb kürzester Zeit. Aus einem Flaschensauger zu trinken erfordert eine völlig andere Technik als das Saugen an der Mutterbrust. Ein Baby, das nicht regelmäßig an der Brust trinkt,

- öffnet möglicherweise seinen Mund nicht mehr weit genug, um den Warzenvorhof ausreichend mit aufzunehmen,
- verlernt vielleicht das effektive kraftvolle Saugen an der Mutterbrust, da es durch die Ernährung mit der Flasche gewohnt ist, dass die Nahrung ohne große Anstrengung aus dem Sauger fließt, und
- vermisst unter Umständen, wenn es wieder an die Brust angelegt wird, die Berührung des Flaschensaugers, die das vorher gewohnte Saugsignal an seinem hinteren Gaumen auslöste.

Das Baby wird ungeduldig, was eine gewisse Angespanntheit bei der Mutter auslöst. Bedingt dadurch bleibt oft der gewünschte Milchspendereflex aus. Das ausbleibende Fließen der Milch geht dann häufig mit dem völligen kindlichen Ablehnen der Brust einher – ein »Teufelskreis«, der oftmals schwer zu durchbrechen ist. Daher sollte das Füttern muttermilchernährter Kinder mit einer Flasche auf begründete Einzelfälle beschränkt werden.

Was ist Osteopathie?

Die Osteopathie ist eine alternativmedizinische Heilkunde. Dabei werden Störungen und Bewegungseinschränkungen durch geeignete sanfte Grifftechniken behandelt und die Selbstheilungskräfte des Körpers mobilisiert.
Da sie ohne Medikamente auskommt, ist sie besonders für Babys geeignet.

Kinder, die trotz Flaschenfütterung regelmäßig an der Brust trinken können, beherrschen aber meist beide Trinktechniken ohne große Probleme. Verzagen Sie also nicht, wenn Ihr Kinderarzt Ihnen das zusätzliche Füttern von Industrienahrung empfiehlt.

Saugverwirrung durch Brusthütchen

Auch das Stillen mit einem Brusthütchen birgt die Gefahr einer Saugverwirrung in sich. Andererseits können Brusthütchen helfen, ein saugverwirrtes Kind, das nur an der Flasche trinken kann, wieder zur Brust zurückzuführen. Während der Zeit der Umstellung kann ein Baby an das Trinken mit Brusthütchen gewöhnt werden. Sobald es diese Übergangslösung akzeptiert hat, kann der nächste Schritt – das Stillen ohne Hütchen –, gemacht werden.

Leider steigen viele Mütter wegen der Probleme, die eine Saugverwirrung mit sich bringt, auf die Fütterung ihres Babys mit Pulvernahrung um, bevor sich das Stillen richtig einspielen konnte. Pulvernahrung bedeutet aber für ein gesundes Baby immer nur »Nahrung der zweiten Wahl«.

Birgit

Von Saugverwirrung keine Spur

» *Da meine Tochter nach der Geburt nicht an meiner Brust saugen wollte und den Kopf immer wieder wegdrehte, diagnostizierte die Säuglingsschwester der Entbindungsstation, dass meine Brustwarzen zu kurz seien und die Kleine deshalb nicht daran saugen konnte. Sie brachte mir ein Brusthütchen, mit welchem Mia nun gut saugen konnte. Eine Woche später war ich mit unserem Baby beim Kinderarzt. Er bestätigte die Diagnose der Krankenschwester. Da Mias Gewichtszunahme zu gering war und der Kinderarzt mir deshalb Vorwürfe machte, verließ ich frustriert die Praxis, obwohl ich davon überzeugt war, Milch im Überfluss zu haben. Wegen meiner rissigen und schmerzenden Brustwarzen und der Abneigung gegen das Brusthütchen trug ich mich schon mit dem Gedanken abzustillen.*

Zum Glück ging ich aber zunächst dazu über, meine Brüste auszupumpen und Mia die Muttermilch mit der Flasche anzubieten. Den größeren Arbeitsaufwand nahm ich gerne in Kauf, da ich unserer Tochter die Vorzüge meiner so reichlich gebildeten und wertvollen Muttermilch nicht vorenthalten wollte. Als Mia sieben Wochen alt war, machten wir mit ihr den ersten großen Ausflug. Nachdem meine Kleine die abgepumpte Muttermilch aus der mitgenommenen Flasche ausgetrunken hatte, war sie noch unruhig und mein Mann schlug vor, dass ich der Kleinen einfach noch die Brust anbieten solle. Ich war sehr skeptisch, da es schon lange her war, dass sie an meinen Brustwarzen saugte. Aus Neugierde versuchte ich es aber trotzdem und war äußerst erstaunt, als unsere Tochter an meiner Brust trank, als hätte sie das schon immer gekonnt. Von Saugverwirrung keine Spur!

Aus heutiger Sicht bin ich sicher, dass dieser Stillversuch gelang, weil meine Brüste zu diesem Zeitpunkt nicht zu prall gefüllt waren und die Kleine dadurch die Brustwarze besser mit ihrem Mündchen fassen konnte. Außerdem war ihr Hunger nicht mehr so groß, was dazu führte, dass sie viel geduldiger war. Das war also der ganze Trick! Von dieser Zeit an war das Stillen für uns kein Problem mehr. «

Verkürztes Zungenbändchen?

Das Zungenbändchen ist eine mit Schleimhaut überzogene muskuläre Falte, welche die untere Zungenfläche mit dem Mundboden verbindet. Bei etwa 5 % aller Neugeborenen ist dieses Zungenbändchen zu kurz geraten, was in ausgeprägten Fällen eine Beeinträchtigung der Zungenbeweglichkeit bedeuten kann. Bei einer extremen Verkürzung ist die Zungenspitze herzförmig und reicht nicht über die untere Zahnleiste hinaus.

Ein stark verkürztes Zungenbändchen kann bereits im Säuglingsalter zu Schwierigkeiten führen, weil das Baby die Brustwarze und den Warzenhof nicht richtig fassen und die Brust nicht effektiv ausmelken kann. Wenn die Verkürzung durch eine gestörte Beweglichkeit der Zunge zu Stillschwierigkeiten führt, sollte die Verwachsung so früh wie möglich von einem erfahrenen Arzt gelöst werden. Im Übrigen kann sich ein verkürztes Zungenbändchen auch bei der späteren Sprachentwicklung negativ auswirken. Die Bildung von Lauten, die mithilfe der Zungenspitze entstehen (d, t, l, n, s), kann behindert sein, da die Zunge nicht weit genug reicht.

Christine

Ein Blick in Lisas Mund

» *Im Februar 1997 wurde unsere Tochter Lisa geboren. In ihren ersten Lebenstagen hielt ich mich streng an die Vorgabe meiner Hebamme, die Kleine nicht länger als fünf Minuten auf jeder Seite trinken zu lassen. Am zweiten Tag wurde unser Baby leicht gelb. Lisas Hautverfärbung registrierte ich aber in meiner Unerfahrenheit nicht. Die Hebamme meinte ironisch: ›Na, die hat ja eine gute Farbe!‹ Leider habe ich die Ironie nicht verstanden und dachte, alles sei bestens. Deshalb nahm ich auch ihre Anweisung, Lisa mindestens alle drei Stunden zum Trinken zu wecken, nicht allzu genau. Es war ja auch angenehm, dass unser Baby so viel schlief.*

Am dritten Tag wurde die Hebamme energisch: ›Jetzt musst du sie aber alle zwei Stunden wecken!‹ Diese Maßnahme und ein wenig Sonnenlicht halfen zwar gegen die Gelbsucht, aber so richtig wach wurde sie nicht. Unsere Tochter brauchte für jede Stillmahlzeit meist 50 bis 60 Minuten, wobei sie eine halbe Stunde später schon wieder hungrig war. Alles Anfangsschwierigkeiten, dachte ich mir.

Lisa nahm jedoch innerhalb der nächsten drei Wochen lediglich 215 Gramm zu. Wir wussten nicht mehr weiter. Ich hatte sämtliche Literatur verschlungen, die ich bekommen konnte. Nun rief ich eine Stillberaterin an. Das Telefonat mit ihr war wie eine Erlösung. Sie ging systematisch alle nur erdenklichen Ursachen (Anlegetechnik, zu geringe Flüssigkeitsaufnahme, unzureichende Ernährung, Kälteempfinden, zu wenig Schlaf) mit mir durch. Einige Tage später besuchte ich das Müttertreffen, das von ihr geleitet wurde.

Dort schaute sie mit einem sicheren Blick in Lisas Mund und erklärte mir, dass das Zungenbändchen unserer Tochter zu kurz sei, was an der Form der vorderen Zungenspitze ersichtlich war. Sie telefonierte sofort mit der Kinderärztin, deren Praxis sich gleich gegenüber befand, und eine halbe Stunde später war ich mit Lisa dort. Sie zwickte ihr das Zungenbändchen durch. Es blutete kurz, was aber direkt, nachdem ich sie gestillt hatte, aufhörte. Danach nahm unsere Tochter allein durch das Stillen gut zu.

Besondere Situationen

Möglicherweise treten bei Ihnen Umstände auf, die die Brusternährung etwas schwieriger machen, als Sie es sich vorgestellt hatten.

Manchmal verlaufen das Stillen und insbesondere der Stillstart nicht so ideal, wie Mütter es sich wünschen. Vielleicht ist es aus gesundheitlichen Gründen Ihres Babys nicht möglich, dass es direkt nach der Geburt an Ihrer Brust saugt und so die Milchbildung anregt. Ebenso kann es sein, dass eine Mehrlingsgeburt oder etwa auch eine Beeinträchtigung Ihrer eigenen Gesundheit die Versorgung mit Muttermilch erschwert. In solchen Situationen ist es wichtig, alle Hilfen und Unterstützungen, die Ihnen angeboten werden, anzunehmen – dann ist es auch möglich, große Herausforderungen zu meistern und eine glückliche Stillzeit zu erleben.

Stillen nach einem Kaiserschnitt

Wenn Ihr Baby durch einen Kaiserschnitt geboren werden muss, ist dies kein Grund, es nicht zu stillen. Das Stillen, vor allem das erste Anlegen, kann nun ganz besonders wichtig für Sie sein. Vielleicht sind Sie enttäuscht oder gar geschockt darüber, die Geburt Ihres Kindes nicht natürlich erlebt zu haben. Gerade dann werden das innige Zusammensein und das Spüren des kleinen warmen Mundes an Ihrer Brust dazu beitragen, Ihr Kind tief ins Herz schließen zu können und Ihre Enttäuschung leichter zu verarbeiten.

Vielen Müttern stellt sich nach einem Kaiserschnitt die Frage, ob sie ihr Baby bereits im Kreißsaal anlegen können. Diese Frage kann eine bedeutende Rolle beim optimalen Start Ihrer Stillbeziehung spielen. Darum sollten Sie sich schon vor der Entbindung erkundigen, ob es in der von Ihnen gewählten Geburtsklinik üblich ist, »Kaiserschnitt-Mütter« ab der ersten Geburtsstunde ihres Babys bereits im Kreißsaal beim ersten Anlegen entsprechend zu unterstützen.

Frühzeitige Anregung der Milchbildung

Bei einer vaginalen Entbindung werden bereits während des Geburtsverlaufs Hormone ausgeschüttet, die dafür sorgen, dass sowohl die Mutter als auch das Neugeborene für die erste intensive Kennenlernphase gut gerüstet sind. Wenn jedoch aufgrund einer Kaiserschnittgeburt die übliche Hormonausschüttung verzögert eintritt, kann es sein, dass der Beginn der Mutter-Kind-Beziehung (auch Bonding genannt) nicht so natürlich und harmonisch wie gewünscht abläuft. Sowohl die Mutter als auch ihr Baby brauchen unter diesen Umständen etwas mehr Zeit, um sich intensiv und mit ganz viel Körperkontakt kennenzulernen. In diesen Fällen ist es für viele Frauen, denen das »natürliche Geburtserlebnis« fehlt, sogar von ganz besonderer Bedeutung, mit ihrem Baby beim Stillen vertraut zu werden.

Wie häufig sollten Sie Ihr Kaiserschnittbaby stillen?

Bieten Sie Ihrem Baby in den ersten Lebenstagen mindestens acht- bis zwölfmal pro Tag die Brust an! Häufige Stimulation der Milchdrüsen ist in dieser Zeit sehr wichtig, damit genügend von Ihrer kostbaren Vormilch gebildet werden kann und die Produktion der reifen Muttermilch rechtzeitig und ausreichend angeregt wird. Anfängliche Schwierigkeiten werden sicherlich bald überwunden sein, wenn es Ihnen gelingt, geduldig und entspannt zu bleiben. Falls Ihr Baby nicht effektiv genug saugt, rate ich Ihnen, Ihre Milchbildung zusätzlich mit einer elektrischen Milchpumpe oder durch Entleerung von Hand anzuregen.

Schonende Stillposition suchen

Es wird für Sie vermutlich anfangs nicht so leicht sein, eine bequeme Stillhaltung zu finden. Wenn Sie operativ entbinden mussten, werden Ihre Hebamme oder das Pflegepersonal bestimmt gerne beim Anlegen helfen und Ihnen Stillpositionen zeigen, bei denen der Bauchbereich weitgehend unberührt bleibt.

Der Vater Ihres Kindes kann beim anfänglichen Anlegen eine sehr wichtige Aufgabe übernehmen, indem er das Neugeborene während des Stillens stützt.

Anlegen direkt nach dem Kaiserschnitt?

Auch nach einer Kaiserschnittentbindung mit Spinalanästhesie besteht grundsätzlich die Möglichkeit, dem neugeborenen Baby bereits im Kreißsaal die Brust anzubieten. Nach einer Vollnarkose können Sie Ihr Kind zum ersten Mal stillen, sobald Sie wach genug sind.

Sicherlich können Sie sich bald selbst gut helfen, aber in den ersten Tagen nach dem Kaiserschnitt sind gelegentliche Hilfestellungen beim Anlegen meist unentbehrlich. Scheuen Sie sich nicht, die Krankenschwestern so oft wie nötig zu bitten, Ihnen beim Anlegen zu helfen. Setzen Sie sich und Ihr Baby aber auf keinen Fall unter Druck, wenn das Anlegen nicht sofort gelingt. Sie haben während des Krankenhausaufenthaltes noch viel Zeit, das Stillen geduldig einzuüben.

Um eine unverkrampfte Haltung einnehmen zu können, ist es vor allem nach einem Kaiserschnitt sinnvoll, zusätzliche Kissen und evtl. auch zusammengerollte Handtücher bereitzulegen. Bei Bedarf können Sie damit Ihren eigenen und den Körper Ihres Babys gut abstützen. Wenn die Bauchnarbe vor den Berührungen des Kindes durch ein Kissen zwischen Ihrem Bauch und dem Baby geschützt ist, können Sie beim Stillen entspannter sein. Viele Mütter, die nach einer Kaiserschnittentbindung das Stillen im Sitzen bevorzugen, entscheiden sich für die Footballposition (Seite 36), weil hierbei eine besondere Schonung der Bauchgegend vor Tritten der Säuglinge gewährleistet ist.

Wie funktioniert der Stillbeginn bei einer Trennung von Mutter und Kind?

Falls Sie nach einer Kaiserschnittentbindung von Ihrem Baby getrennt werden müssen, sollten Sie so früh wie möglich mit dem Abpumpen der Muttermilch beginnen, damit die Milchbildung baldmöglichst angeregt wird. Das Einüben mit einer doppelseitigen Pumpe ist sinnvoll, da die Brustdrüsen hierdurch effektiver stimuliert werden. Animieren Sie Ihre Brüste etwa zehn- bis zwölfmal im Zeitraum von 24 Stunden.

Mit dem Baby im Bett umdrehen

Das Hochheben des Neugeborenen ist für Sie nach einem Kaiserschnitt in den ersten Lebenstagen noch beschwerlich. Ein seitliches Bettgitter wird gute Dienste leisten, wenn Ihr Kind neben Ihnen liegt. So gesichert, gelingt es den meisten Wöchnerinnen, ihr Baby ohne fremde Hilfe an die zweite Brust anzulegen.

Sie können Ihr Kind selbst auf die andere Körperseite legen, wenn Sie sich ihm zuwenden, Ihren Arm unter seinen Körper schieben und es dicht an sich heranziehen. Anschließend drehen Sie sich gemeinsam mit Ihrem Baby in die andere Richtung, um es dort wieder behutsam auf die Matratze gleiten zu lassen. Ihr Kind liegt nun wieder seitlich, mit dem Gesicht zu Ihnen gewandt.

Beim doppelseitigen Pumpen kann das Stimulieren der Brüste auf jeweils 10 bis 15 Minuten beschränkt werden. Beim einseitigen Pumpen ist es effektiv, bei einer etwa 20- bis 30-minütigen Gesamtpumpzeit jeweils nach 7–10 Minuten die Brustseite zu wechseln. Somit werden die Drüsen an der Brust, an der sie zuerst abgepumpt haben, gleich zweimal angeregt. Beginnen Sie beim nächsten Pumpvorgang an der anderen Seite.

Wenn Ihr Baby in eine Kinderklinik verlegt wurde, kann es sein, dass der Stillstart noch etwas mühevoller wird. Es lohnt sich aber auf jeden Fall, sich auch in dieser Situation über kleine Stillerfolge zu freuen und zu versuchen, mit Ruhe und Ausdauer das Beste aus der Situation zu machen. Verzagen behindert den Milchspendereflex und infolgedessen auch die Nachbildung der Muttermilch. Daher ist es sehr wichtig, dass Sie durch Zuspruch, stillfreundliche Gespräche und kompetente Unterstützung in Ihrem Vorhaben, weiterzustillen, bestärkt werden. Denken Sie nach der Entlassung aus der Klinik daran, dass Sie sich von einer großen Operation erholen müssen und deshalb in den ersten Wochen zu Hause für Entlastung im Haushalt sorgen sollten. Sie brauchen nun viel Kraft und Zeit für Ihr Baby. Kalkulieren Sie hierbei auch die Stunden ein, die Sie gegebenenfalls zum Abpumpen benötigen. Wenn keine Unterstützung durch Familienmitglieder oder Freunde gewährleistet ist, erkundigen Sie sich bei der Krankenkasse nach der Kostenübernahme für eine Haushaltshilfe. Unterstützt durch diese »persönlichen und technischen Starthilfen« können Sie darauf vertrauen, mit Ihrem Kaiserschnittbaby über viele Monate hinweg eine bereichernde und unvergesslich schöne Stillbeziehung genießen zu dürfen.

Stillen von Frühgeborenen

Kinder, die vor Ende der abgeschlossenen 37. Schwangerschaftswoche und/oder mit einem Gewicht von weniger als 2 500 Gramm geboren wurden, werden als »Frühgeborene« bezeichnet. Die Bandbreite dieser Gruppe reicht von Babys mit normalem Geburtsgewicht bis hin zu Babys mit einem Gewicht von nur wenigen Hundert Gramm. Fortschrittliche Geburts- und Kinderkliniken sind mit modernsten Geräten ausgestattet und bestens darauf vorbereitet, diese Frühgeborenen in der jeweiligen Situation mit intensiven medizinischen Maßnahmen optimal zu versorgen und zu betreuen. Wenn Ihr Baby viel zu früh geboren wird, ist vielleicht eine sofortige Verlegung auf eine Frühchenstation überlebensnotwendig. Möglicherweise haben Sie nicht einmal die Gelegenheit, Ihr Kind anzufassen oder gar zu sehen. Dies kann dazu führen, dass die gefühlsmäßige Bindung zu Ihrem Kind (auch Bonding genannt) gestört ist. Viele Mütter empfinden die Ernährung ihres Babys mit Frühchenmilch als ein sehr wichtiges emotionales Bindeglied zwischen sich und dem winzigen Säugling, da sie aktiv in die lebenswichtige Versorgung eingebunden werden und etwas zum Wohle ihres Babys beitragen können.

Ihr Körper ist schon früh bereit

Die mütterliche Brust ist bereits ab der 16. Schwangerschaftswoche darauf vorbereitet, ein zu früh geborenes Baby mit Muttermilch zu versorgen. Sie produziert dann eine Milch, welche auf die ganz besonderen Bedürfnisse dieses Frühchens abgestimmt ist. Die Milch wird auf der Frühchenstation noch mit speziellem Pulver angereichert. Nicht zuletzt profitiert der noch sehr infektanfällige Organismus des kleinen Wesens in hohem Maße von den wertvollen Immunstoffen in der »Frühchenmilch« der Mutter.

Anreicherung der Muttermilch

Ihre wertvolle Milch trägt sehr zum Gedeihen des winzigen Säuglings bei. Muttermilch ist nämlich in der Nährstoffzusammensetzung nicht statisch wie industriell hergestellte Milch, sondern passt sich dem jeweiligen Reifegrad des Babys an. Von Natur aus ist es so eingerichtet, dass die Milch einer Frau, die ein Frühgeborenes zur Welt brachte, noch mehr Schutzfaktoren enthält als die Milch einer Mutter, deren Baby zum vorgesehenen Termin geboren wurde. Trotz der enormen Vorzüge der speziell auf das jeweilige Kind abgestimmten Milch können die Bedürfnisse von ganz besonders kleinen Babys nicht ausschließlich durch die Milch ihrer Mutter abgedeckt werden. Vor Jahren wurde empfohlen, Frühchenmilch für Kinder, die vor der 30. Schwangerschaftswoche geboren wurden, anzureichern. Mittlerweile gibt es Studien, die aussagen, dass grundsätzlich alle Frühchen besser gedeihen, wenn ihre Muttermilchnahrung angereichert ist. In einigen Kliniken wird daher grundsätzlich allen zu früh geborenen Babys Muttermilch gefüttert, die mit Frauenmilchsupplement (FMS) angereichert ist. Dieses FMS-Pulver besteht u. a. aus Eiweiß, Maltodextrin, Mineralstoffen, Spurenelementen und Vitaminen.

Da sich nach dem Einsetzen des Milchspendereflexes der Fettgehalt der Muttermilch erhöht, kann dieser durch ein entsprechendes Pumpmanagement beeinflusst werden. Der gleiche Effekt wird auch durch eine sanfte Brustmassage vor dem Stillen oder Pumpen erzielt.

Der Frühchengriff

Kleine und schwache Babys haben noch Schwierigkeiten, beim Stillen den Kopf und das Kinn zu halten. Sie können Ihrem Kind helfen, indem Sie Ihre Hand so unter die Brust legen, dass sie von drei Fingern gehalten wird, während Daumen und Zeigefinger ein »U« bilden. Mit dem so geformten »U« stützen Sie dann beim Saugen an der Brust die Wangen und das Kinn des winzigen Babys.

Lassen Sie sich auch dann nicht entmutigen, wenn anfangs nur eine sehr geringe

Menge Muttermilch fließt. Freuen Sie sich über jeden Tropfen, der zum Gedeihen Ihres Babys beiträgt. Denn selbst die kleinsten Mengen, die Ihr Kind trinkt, sind ein guter Anfang. Wenn Ihr Baby alle Voraussetzungen zum kräftigen Saugen erfüllt und es das Stillen nach Bedarf geduldig und ausgiebig einüben darf, können Sie trotz der Besonderheit der Situation einer schönen Stillzeit vertrauensvoll entgegensehen.

Gudrun

Ein paar Milliliter Muttermilch

» *Als unser Kind – viel zu früh – zur Welt kam, tauchten plötzlich viele Fragen für mich auf, so auch Fragen zum Thema Stillen. Ist es überhaupt möglich, ein Baby, das viel zu früh zur Welt kam, zu stillen? Werde ich tatsächlich Milch haben? Wie lange wird es dauern, bis mein Kind von meiner Brust trinken kann?*

Es fehlte mir an Vorbildern, deren Beispiele mir hätten Mut machen können. Also musste ich mich zunächst alleine auf den Weg machen. Die Frage nach der Möglichkeit, Frühchen zu stillen, wurde mir schnell mit ›Ja‹ beantwortet. Ob ich nach einer Frühgeburt tatsächlich Milch bilden kann, klärte sich nach dem ersten Abpumpen: Stolz konnte ich ein paar Milliliter Muttermilch zur Frühgeborenen-Intensivpflegestation (FIPS) tragen. Die Antwort auf die dritte Frage ließ jedoch länger auf sich warten.

Immerhin: Nach vier Wochen war es so weit! Ich durfte unser Baby das erste Mal anlegen. Gut gepolstert auf einem Berg von Kissen lag der kleine Finn an meiner Brust. Die Brustwarze schien viel

So unterstützen Sie Ihr Kind mit dem Frühchengriff

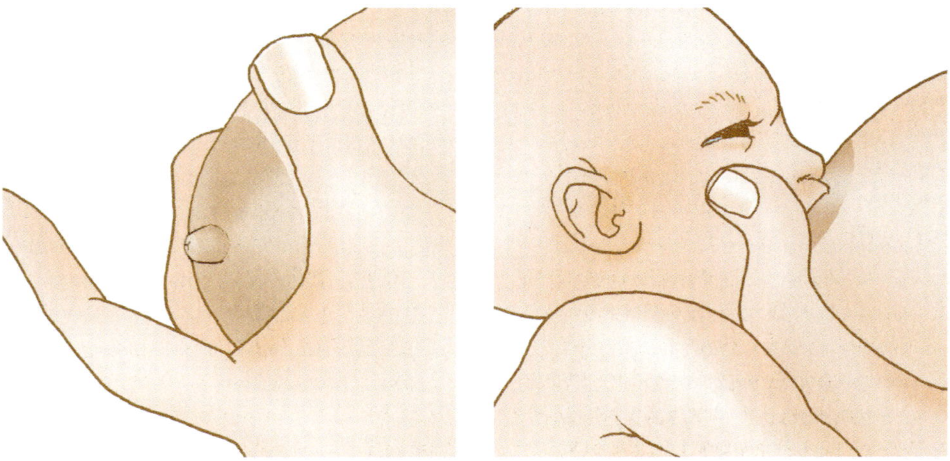

zu groß für sein kleines Mündchen und er schleckte mit seiner Zunge den ersten Tropfen Muttermilch. Das ›Abenteuer Stillen‹ konnte beginnen!

Ich hatte gelesen, zum Stillen seien Ausdauer, innere Ruhe und Überzeugung erforderlich. ›Na, so schwer kann das doch nicht sein!‹, dachte ich damals. Heute weiß ich, dass genau diese Eigenschaften am stärksten gefordert sind, besonders bei Frühgeborenen. Die Probleme, die bei den ersten Stillversuchen eines Frühchens auftauchen können, sind vergleichbar mit denen, die manchmal auch bei reif geborenen Babys entstehen. Und da heißt es ›sich in dieser Zeit nicht beirren lassen und auf das eigene Gefühl vertrauen‹. Jedes Kind hat sein eigenes Tempo, seine eigenen Vorlieben und Besonderheiten, was das Trinken betrifft. Das Trinken an der Brust lernt ein so kleines Kind nicht an einem Tag. Nach meiner Erfahrung sind dies viele kleine Lernschritte und jeder Einzelne davon braucht seine Zeit. «

Stefanie

Zu schwach zum Saugen

» *Fiona, unsere erste Tochter, kam in der 36. Schwangerschaftswoche mit einem Gewicht von 2 285 Gramm per Kaiserschnitt zur Welt. Leider wurden wir direkt nach der Geburt getrennt, nachdem ich nur einen kurzen Blick auf sie werfen durfte. Ein sofortiges Anlegen war nicht möglich, da sie umgehend in ein Wärmebettchen gelegt wurde. Nachmittags durfte ich mein Baby zum ersten Mal in den Arm nehmen und an die Brust anlegen. Die ersten Stillversuche in der Klinik verliefen nicht zu meiner Zufriedenheit, denn Fiona trank jeweils nur 20 ml. Nach Aussage des Klinikpersonals war unser Baby zu schwach zum Saugen. Deshalb pumpte ich während des achttägigen Klinikaufenthaltes meine Milch in einem drei- bis vierstündigen Rhythmus ab und fütterte sie unserem Baby mit der Flasche.*

Nach der Entlassung aus der Entbindungsklinik bot meine Nachsorgehebamme mir Brusthütchen an, die ich ohne zu hinterfragen annahm. Unser Kind trank damit sofort gut aus der Brust. In den Stillgruppentreffen, die wir besuchten, erfuhr ich, dass eine Mutter ihr Baby zehn Monate mit Brusthütchen gestillt hatte, wobei dieses Kind problemlos zunahm. Dennoch war ich für uns beide von dieser Lösung nicht begeistert. Nach einigen Wochen waren mir die Brusthütchen so unangenehm, dass ich beschloss, sie einfach wegzulassen. Zu meiner großen Freude nahm Fiona nun meine Brustwarzen an, als ob sie schon immer ohne Brusthütchen getrunken hätte. Ich konnte mit ihr fortan eine lange und wunderschöne Stillzeit erleben. «

Heike

Nur fünf Gramm getrunken

» *Am achten Tag nach der Entbindung durfte ich unsere zu früh geborene Tochter endlich zum ersten Mal an meine Brust anlegen. Sie wusste absolut nichts mit der Brustwarze anzufangen. Immer wieder versuchte ich sie zu stillen, doch es dauerte zwei Tage, bis sie zum ersten Mal überhaupt ansatzweise saugte. Beim Wiegen stellten wir dann fest, dass sie nur fünf Gramm getrunken hatte. Bisher wurde Skrolan mit meiner abgepumpten Milch aus einer Flasche ernährt und so hieß es für mich weiterhin ›abpumpen‹ und der Kleinen meine Milch durch einen Sauger geben. Um meine Milchbildung in dieser Zeit aufrechtzuerhalten, pumpte ich tagsüber alle zwei bis drei Stunden ab.*

Als wir endlich zu Hause waren, zog ich mich immer mit meiner Tochter zurück und versuchte, ihr bei allen Fütterungszeiten etwa 30–45 Minuten lang die Brust ›schmackhaft zu machen‹. Die Ergebnisse waren frustrierend. Mein Mann fütterte die Kleine danach immer mit der Milch vom letzten Abpumpen, während ich entnervt erneut abpumpte. Es war schon ein hartes Stück Arbeit: wiegen, anlegen, wiegen, abgepumpte Milch füttern, abpumpen … Erst nach drei Wochen trank Skrolan zum ersten Mal zehn Gramm Muttermilch aus der Brust. In der vierten Woche waren es schon zwanzig Gramm. Den Rest der Muttermilch fütterten wir ihr anschließend nach wie vor mit der Flasche. Mit der Zeit gelang das Stillen immer besser und die Muttermilchmenge, die unsere Tochter aus der Flasche bekommen musste, verringerte sich sehr schnell. Ab der siebten Woche ernährte ich unser Baby ausschließlich an meiner Brust. Das Stillen wurde für Skrolan und mich über viele Monate hinweg eine sehr bedeutsame und wunderschöne innige Verbindung. «

Keine wertvolle Zeit verlieren

Bitten Sie den Vater Ihres Kindes, sich rechtzeitig um das Ausleihen einer geeigneten Milchpumpe zu kümmern, damit nach Ihrer Entlassung aus der Klinik keine wertvolle Zeit bis zum ersten Pumpen verstreicht. Viele Krankenkassen übernehmen die Kosten für das Gerät, wenn eine ärztliche Verordnung vorliegt. Ihr Arzt hat die Möglichkeit, Ihnen ein Doppelpumpset zum gleichzeitigen Pumpen an beiden Brüsten zu verordnen.

Mit dem Abpumpen früh beginnen

Um Ihre Milchbildung nach der Entbindung des zu früh geborenen Babys zügig anzuregen, empfehle ich Ihnen, so bald wie möglich eine elektrische Milchpumpe zu benutzen. Sicherlich haben Sie auch in der Kinderklinik die Gelegenheit zum Abpumpen, um so Ihre Brüste mindestens acht- bis zwölfmal innerhalb von 24 Stunden stimulieren zu können. Verzagen Sie nicht, wenn anfangs nur wenige Tropfen Milch aus Ihrer Brust fließen. Pumpen Sie häufig und regelmäßig, um die Brustdrüsen zu stimulieren. So wird Ihr Körper nach einiger Zeit mehr Muttermilch produzieren. Durch das zeitgleiche beidseitige Pumpen mit einer hochwertigen Intervallmilchpumpe wird die Effektivität deutlich gesteigert.

Der Kontakt mit Ihrem Baby ist sehr wichtig

Besuchen Sie Ihr Kind ab dem Zeitpunkt Ihrer eigenen Entlassung aus der Geburtsklinik so oft, wie es Ihnen möglich ist. Sofern der Zustand eines Frühchens stabil ist, wird vielen Eltern angeboten, ihr Baby aus dem Inkubator (Wärmebett/Brutkasten) zu nehmen, um es für einige Zeit nach der »Kängurumethode« direkt auf ihrer Haut und ihrem Körper spüren zu können. Damit es dem nur mit einer Windel bekleideten Baby hierbei auch weiterhin körperlich gut geht, muss es mit einer Decke sowie der elterlichen Kleidung gewärmt und möglicherweise durch eine Atemhilfe mit Sauerstoff versorgt werden. So vereint können Frühcheneltern ihre Winzlinge auf der Brust noch ein wenig »ausbrüten«.

Viele Mütter empfinden diese Kuschelstunden, in denen sie ihr Baby direkt auf der Haut spüren können, als einen guten Ersatz für die fehlenden Schwangerschaftswochen. Es wird Ihrer Seele guttun zu merken, dass Sie etwas für Ihr Kind tun können. Übrigens: Auch Väter können beim »Känguruen« ausgiebigen Hautkontakt mit ihrem Kind genießen, mit ihm vertraut werden, ihm Wärme und Geborgenheit bieten und so zu seiner Entwicklung beitragen.

Ihre Brust bietet Ihrem Frühchen mehr als gesunde Nahrung!

Das kleine Wesen wird auf Ihrer Brust liegend mit dem Geruch Ihrer Haut und auch mit dem Geruch Ihrer Milch vertraut. Dieser wohltuende Kontakt vertieft die Bindung zwischen Ihnen und Ihrem Baby und wird sowohl Ihre Milchproduktion als auch den Milchspendereflex begünstigen. Dadurch, dass Sie Ihrem Baby Ihre kostbare, gesundheitsfördende (und industriell nicht nachzuahmende!) Milch spenden, können Sie etwas für Ihr Frühchen tun, das niemand außer Ihnen kann – auch wenn der Umweg über das Abpumpen genommen werden muss. Machen Sie deshalb in der Klinik Ihren Stillwunsch auch dann deutlich, wenn Ihr Kind an Apparate angeschlossen ist und über eine Magensonde ernährt werden muss.

Selbst wenn Ihr Baby noch zu schwach zum richtigen Saugen ist, wird auch schon beim ausgiebigen Nuckeln an Ihrer Brust seine Verdauung angeregt. Mit zunehmender Reife wird es immer besser saugen können und bekommt dabei mit der Zeit mehr und mehr Milch aus Ihrem Busen.

Weil das Nuckeln und Saugen für besonders kleine Babys eine sehr anstrengende Tätigkeit ist, ermüden Frühchen dabei sehr schnell. Deshalb wird Ihr Kind anfangs wohl nur einen kleinen Teil seines Hungers an Ihrer Brust stillen können. Danach muss es den Rest seiner Muttermahlzeit weiterhin durch eine Magensonde, eine Flasche oder durch andere Hilfsmittel erhalten.

Unterstützung durch Hilfsmittel

In manchen Kliniken wird den Kleinen die abgepumpte Muttermilch anstatt mit einer Flasche mit einem Medikamentenschiffchen, einem speziellen Becher, einem Fingeraufsatz oder einem extra für die Fütterung an der Brust entwickelten Ernährungsset angeboten. Dadurch kann verhindert werden, dass sie durch die unterschiedlichen Saugtechniken an der Brust und an der Flasche verwirrt werden.

Wie funktioniert das Füttern mit einem Fingeraufsatz? Auf eine mit Muttermilch gefüllte Einmalspritze wird ein spezieller Silikonaufsatz gesteckt, der am Finger der fütternden Person vorbei in den Mundwinkel des Kindes geführt wird. Sobald das Baby intuitiv die richtige Saugbewegung macht, wird eine kleine Menge Milch aus der Einmalspritze in seinen Mund geträufelt. Die Anwendung dieses Hilfsmittels erfordert medizinisch fachliche Kompetenz.

Was ist ein Ernährungsset zur Fütterung an der Brust? Diese Stillhilfe besteht aus einer mit Nahrung gefüllten Spezialfla-

So helfen Sie Ihrem Frühgeborenen

Leisten Sie Vorarbeit, indem Sie Ihre Brust gut erwärmen und massieren. Das anschließende Ausdrücken einiger Tropfen Milch fördert den Milchflussreflex und erspart somit Ihrem Baby Kraft beim anschließenden Saugen. Versuchen Sie sich eine entspannte Atmosphäre zu schaffen und räumen Sie sowohl sich als auch Ihrem Baby ausreichend Zeit zum Stillen ein. Bitten Sie bei den ersten Stillversuchen die Still- und Laktationsberaterin der Klinik oder das Pflegepersonal um Unterstützung. Die Krankenschwestern und -pfleger werden Ihnen gerne helfen, denn auch sie wissen: Für Ihr Baby ist jedes Tröpfchen Muttermilch kostbar.

sche, die die Mutter mithilfe einer Schnur um ihren Hals trägt und deren sehr dünne Schläuche mit einem hautfreundlichen Pflaster an der Brustwarze befestigt werden. Dadurch, dass der kleine Mund an den Schläuchen, die an der Brustwarze befestigt sind, saugt, bekommt Ihr Kind seine Nahrung aus der Flasche. Somit hat es ein direktes Erfolgserlebnis, auch wenn keine oder kaum Milch aus der Brust fließt. Gleichzeitig stimuliert das Saugen an der Brustwarze die mütterlichen Milchdrüsen. So wird Ihre Milchbildung angeregt und der Milchspendereflex ausgelöst. Ihr Baby kann also aus der Flasche trinken und lernt gleichzeitig die für das Stillen richtige Saugtechnik. Außerdem bleiben auf diese Art der für die Nachbildung der Milch so wichtige Hautkontakt und die besondere Beziehung, die das Stillen bietet, für Mutter und Kind gewährleistet.

Dagmar

Ein äußerst wichtiger Beitrag

» *Gleich nach der Entbindung von Ellert, der viel zu früh geboren wurde, stellte man mir auf der Wachstation die Frage, ob ich stillen wolle. ›Na, klar!‹, war meine Antwort, wie konnte die Krankenschwester nur fragen. Ich verlangte irgendwann nach einer Milchpumpe und es dauerte lange, bis man mir endlich ein Gerät brachte. Ich hatte noch nie eine elektrische Milchpumpe gesehen und empfand die wenigen Tröpfchen, die ich entnehmen konnte, zuerst als sehr deprimierend. Bei jedem Pumpen konnte ich nur maximal 20 ml gewinnen und machte mir ernsthafte Sorgen, ob sich diese Menge steigern ließe. Einen Milcheinschuss konnte ich nicht spüren.*

Immer wenn ich mich auf den Weg zur Frühgeborenen-Intensivstation machte, trug ich meine Milchflaschen mit mir, jede nur minimal gefüllt. Fast schämte ich mich wegen der geringen Menge. Dort fiel ich aber gar nicht auf und merkte bald, dass solche Mengen normal waren.

Nach meiner Entlassung pumpte ich daheim fleißig weiter mit der elektrischen Milchpumpe – gewann in dreistündigem Rhythmus jeweils einige Milliliter Milch – und war zuversichtlich, dass Ellert irgendwann kräftig genug sein würde, aus meiner Brust zu trinken. Durchhalten war angesagt, denn ich konnte anfangs leider nicht mehr tun, als unser Baby zu besuchen und ihm die Milch zu bringen. Bis zum ersten Känguruen sollte es auch noch eine Weile dauern. Es erstaunte mich, dass mir Milch aus der Brust lief, sobald ich meinen kleinen Prinzen im Inkubator betrachten konnte. Ich war mir ganz sicher, würde er erst einmal trinken, käme Milch in Mengen, so wie ich es von meinen beiden gestillten Mädchen kannte. Ich wusste ja, dass die Milchmenge mit der Brustgröße nichts zu tun hat und Stillen eine Kopfsache ist. Also dachte ich mir: ›Nur nicht verunsichern lassen!‹

Die Milch, die Ellert nicht zu trinken bekam, fror ich zu Hause direkt ein, was sich in den folgenden Monaten als äußerst hilfreich erwies. Nach einigen Wochen bildete ich täglich zusammengerechnet etwa 500 ml Milch. Das war nicht viel im Vergleich zu anderen Müttern, aber unser Sohn brauchte auch noch nicht so viel. In dieser Zeit hörte ich von zahlreichen Frauen, dass sie das Stillen aufgegeben hatten, da ihnen der Stress einfach zu viel wurde. Das konnte ich gut verstehen, denn ohne die positive Stillerfahrung mit meinen beiden Töchtern hätte ich ›die Flinte auch ins Korn geworfen‹. Trotzdem war auch ich oft nahe daran aufzugeben, aber immer wieder nahm ich mir vor: ›Einen Monat schaffst du noch!‹ Insgesamt wurde unser zu früh geborenes Kind 18 Monate lang mit meiner wertvollen Muttermilch ernährt. Darauf bin ich sehr stolz, denn meiner Meinung nach war dies ein äußerst wichtiger Beitrag zur gesunden Entwicklung unseres kleinen Winzlings. «

Stillen bei Neugeborenengelbsucht

Bei vielen Neugeborenen tritt ungefähr zwischen dem zweiten und vierten Lebenstag eine harmlose gelbliche Hautverfärbung ein. Diese ungefährliche Neugeborenengelbsucht ist lediglich eine Anpassungsschwierigkeit des Säuglings an das Leben außerhalb des Mutterleibs. Etwa 60 % aller reifen gesunden Neugeborenen entwickeln in den ersten Lebenstagen eine solche Gelbsucht. Nach dem fünften Lebenstag lässt die Gelbfärbung in der Regel wieder nach.

Wie entsteht die Neugeborenengelbsucht?

Im Körper neugeborener Babys wird kurz nach der Entbindung ein Teil der roten Blutkörperchen, die sie nach der Geburt nicht mehr benötigen, abgebaut. Bei diesem Prozess entsteht der gelbe Gallenfarbstoff Bilirubin, der durch die Leber in die Gallenwege transportiert und anschließend über den Darm ausgeschieden wird. Da die noch unreife Neugeborenenleber nicht in der Lage ist, das gesamte Bilirubin sofort zu verarbeiten, kommt es zu einem Bilirubinstau im Blut und in der Folge zu einer Ablagerung der Substanz im Unterhautfettgewebe. Die Leber bewältigt den Abbau dieses Staus oft jedoch innerhalb weniger Tage, wonach sich die Hautfarbe wieder normalisiert. Die Bilirubinwerte Ihres Säuglings werden in den ersten Tagen nach der Geburt regelmäßig kontrolliert. Beim Übersteigen eines Grenzwertes wird Ihr Arzt eine Fototherapie verordnen, die den Abbau des gelben Gallenfarbstoffs unterstützt.

Wie können Sie Ihrem Kind helfen?

Häufiges Anlegen und die regelmäßige Aufnahme der für das Neugeborene so wichtigen und wertvollen Vormilch (Kolostrum) hilft, den Prozess anzukurbeln und damit den Abbau des gelben Gallenfarbstoffes zu beschleunigen. Bilirubin verursacht neben der Gelbfärbung der Haut meist auch eine erhöhte Schläfrigkeit. Deshalb ist es notwendig, dass Sie Ihr Baby in dieser Zeit oft wecken, um es stillen zu können.

Stillen Sie während dieser Phase etwa zehn- bis zwölfmal innerhalb von 24 Stunden. Legen Sie sich Ihr Baby möglichst oft und lange auf die Brust. Durch häufigen Körperkontakt wird bei Ihnen die Milchbildung und bei Ihrem Baby die Saugbereitschaft sowie die Anpassung an das Leben außerhalb des Mutterleibes gefördert. Mit einer kompetenten Betreuung, ausreichender Flüssigkeits- und Wärmeversorgung und viel Sonnenlicht ist die Neugeborenengelbsucht bald überwunden.

Susanne

Hohe Bilirubinwerte

» *Unser Kind wurde 18 Tage zu früh geboren. Ich legte Ellen das erste Mal im Kreißsaal an und war froh, dass sie problemlos an meiner Brust saugen konnte. Am dritten Tag kam dann der Milcheinschuss. Da es sowohl Ellen als auch mir gut ging, konnten wir am folgenden Tag die Klinik verlassen. Beim zweiten Hausbesuch der Hebamme stellte sich heraus, dass unsere Tochter recht hohe Bilirubinwerte hatte und daher sehr schläfrig war. Die Kleine trank nicht so gut, denn sie war immer sehr schnell müde und schlief ein. Alle Tricks wie z. B. Kitzeln, zwischendurch Wickeln usw. halfen nur wenig.*

Um den Bilirubinabbau zu beschleunigen, stellten wir Ellens Bettchen ans sonnige Fenster. Die Hebamme legte sehr großen Wert auf einen engmaschigen Kontakt zu uns, damit sie es in dieser Situation verantworten konnte, uns zu Hause zu lassen. Sie gab mir den Rat, meine Tochter von nun an alle zwei Stunden, vom letzten Stillbeginn an gerechnet, zu wecken und anzulegen. Das führte aber dazu, dass oft zwischen dem Ende des einen Stillens mit Wickeln und dem nächsten Stillen nur noch eine halbe Stunde Pause lag. Deshalb gelang es mir nur sehr selten, sie aufzuwecken, und ich zögerte das Stillen länger hinaus als empfohlen. Nach drei bis vier Stunden meldete Ellen sich wieder von alleine, was ich als gutes Zeichen wertete. Ich hatte zu dieser Zeit den Eindruck, dass sie gut trank. Trotzdem nahm sie ab dem sechsten Lebenstag nur sehr langsam zu. Erst an seinem 18. Lebenstag hatte unser Baby das Geburtsgewicht wieder erreicht. Am 31. Lebenstag wog Ellen gerade mal 180 Gramm mehr als bei der Geburt. Die Kinderärztin legte mir nahe, eine Waage auszuleihen und das Baby vor und nach jeder Mahlzeit zu wiegen. Sie sprach auch einmal das Wort ›zufüttern‹ aus, allerdings ohne mich dazu zu drängen. Wir sollten jetzt häufiger zur Kontrolle in die Praxis kommen. Ich hatte das erste Mal das Gefühl, vielleicht doch nicht richtig und ausreichend stillen zu können. Gleichzeitig spürte ich auch, dass ich die Situation ändern musste und dass ich moralische Unterstützung brauchte. Mein Mann gab mir die notwendige Rückendeckung. Ich rief meine Hebamme an, die mir daraufhin nochmals zwei spezielle milchbildungsfördernde Getränke empfahl. Zusätzlich wandte ich mich an eine Stillberaterin. Auch meine Frauenärztin sprach mir gut zu. Jede dieser drei Frauen ermunterte mich zum Weiterstillen. Ich legte Ellen nun häufiger an und konnte sehen und spüren, dass es der Kleinen gut ging. Einige Zeit später lag Ellens Gewicht wieder im Normbereich. Von nun an begann für uns beide eine schöne Stillzeit und ich konnte unsere Tochter so lange stillen, wie es für uns beide angenehm war. «

Edith

Ich hatte wieder neuen Mut

» *»Unser Kind kam elf Tage vor dem errechneten Geburtstermin zur Welt. Gleich nach der Entbindung legte ich sie an und Lara konnte richtig gut saugen. Die Bilirubinwerte unseres zierlichen Babys erhöhten sich innerhalb kurzer Zeit, weshalb es sehr schläfrig wurde. Als ich Lara am nächsten Morgen wieder stillen wollte, traten große Probleme auf. Sogar mithilfe der Schwestern gelang es mir nicht, sie zum effektiven Saugen zu bewegen. Unser Baby leckte nur an meiner Brustwarze; es schien, als hätte sie vergessen, wie man daran saugt. Damit die Kleine nicht hungern musste, wurde sie von den Schwestern nach dem Anlegen mit einem Fläschchen gefüttert. Wenige Stunden später versuchte ich wieder, sie zu stillen. Da auch dieser Versuch nicht erfolgreich war, wurde sie erneut mit der Flasche gefüttert. Zuerst trank sie abgepumpte Muttermilch, danach noch gekochte Milchnahrung. Auch nach dem dritten Tag trat keine Änderung ein. Sie trank zwar mittlerweile meist ein paar Schlucke an meiner Brust, was aber stets mit heftigem Strampeln und Schreien einherging.*

Endlich zu Hause, besorgte ich mir sofort eine elektrische Milchpumpe und pumpte meine Muttermilch alle zwei Stunden ab. Bei jedem Versuch, Lara anzulegen, strampelte und schrie sie heftig. Nach den ersten zwei Wochen war ich kurz davor aufzugeben und abzustillen. Die Situation war für mich so belastend, dass alleine das Wort »Stillen« ein Losheulen bei mir auslöste. Das Stillen wurde für mich zu einer nervenaufreibenden Angelegenheit.

Im Internet fand ich die Adresse einer Stillberaterin, bei der ich mir Rat holte. Nach einem Telefonat hatte ich wieder neuen Mut und hielt mich an die erteilten Ratschläge. Wenn Lara nicht allzu hungrig war und ich sie ohne Zwang und Stress an meiner Brust lecken ließ, war sie beim Anlegen viel ruhiger. Ich versuchte es immer und immer wieder. Irgendwann stellte sich der Erfolg ein. Sie saugte gut und schluckte regelmäßig. Seit sie den Mund weit genug öffnete, um den gesamten Warzenvorhof mit ihren Lippen zu umschließen, hatte sie keine Probleme mehr beim Ansaugen. Obwohl es anfangs meistens zehn Minuten dauerte, bis sie ›angedockt‹ war und sie danach auch nur etwa ein bis zwei Minuten saugte, war ich froh über diesen Erfolg. Nach und nach funktionierte es immer besser. Meine Tochter lernte langsam von alleine, die Brustwarze korrekt einzusaugen und richtig zu trinken. Ich konnte Lara so lange stillen, wie wir beide es wollten, und ich bin sehr froh, dass ich durchhielt, auch wenn ich jede Frau verstehen kann, die aufgibt. «

Zwillinge stillen – eine besondere Herausforderung

Stillen ist wunderschön – und auch das Stillen von mehr als einem Kind kann eine große Bereicherung für eine Mutter sein. Wenn Sie sich dieser Herausforderung stellen, bemühen Sie sich, wenn möglich, jeglichem vermeidbarem Stress in Ihrem ohnehin schon anstrengenden Alltag auszuweichen. Denn Stress wirkt sich – wie bereits des Öfteren erwähnt – negativ auf die Stillhormone und den Milchfluss aus. Die dadurch bedingte kurzfristige Reduzierung der Milchbildung lässt oft vermuten, dass die Milch nicht mehr ausreicht. Häufiges Anlegen, viel Hautkontakt und die Rückkehr zu einer ruhigen und harmonischen Stillatmosphäre werden dazu beitragen, dass Sie, unterstützt durch die beschriebenen Anregungen zur Steigerung der Milchbildung, innerhalb kurzer Zeit Ihre Milchmenge dem Bedarf der Kinder wieder anpassen können.

Wenn Sie Zwillinge entbunden haben, gibt es für Sie – noch mehr als für andere Babymütter – alle Hände voll zu tun. Das gleichzeitige Versorgen der beiden Neugeborenen kostet so viel Zeit und Energie, dass Sie wahrscheinlich auf praktische Hilfe und Unterstützung in Ihrem Alltag nicht verzichten können. Dies gilt für Frauen, die ihre Kinder mit der Flasche ernähren, ebenso wie für Stillmütter. Organisieren Sie sich deshalb rechtzeitig ein »Netzwerk« aus Helfern. Die tatkräftige Hilfe wird Sie bei Ihren alltäglichen Verpflichtungen entlasten, damit Sie sich in den ersten Wochen nach der Entbindung hauptsächlich auf die Versorgung Ihrer Kinder konzentrieren können.

Auch wenn Sie anfangs befürchten, dass Ihnen das Stillen von Zwillingen nicht gelingen könnte, rate ich Ihnen, diesen Weg beherzt zu gehen. Seien Sie gewiss: Die Natur hat vorgesehen, dass auch Zwillinge ohne Zusatznahrung an der Mutterbrust gut gedeihen können. Im Mutterleib haben Sie schließlich auch beide Kinder versorgt.

Ihre Kinder zu stillen ist nicht nur viel praktischer und zeitsparender, als sie mit Industrienahrung zu füttern, es ist zudem in vieler Hinsicht bedeutend gesünder und preisgünstiger. Nachdem sich das Stillen bei Ihnen gut eingespielt hat, werden für Sie die vielen Nachteile des Nichtstillens deutlich erkennbar werden. Die Voraussetzungen für eine befriedigende Stillzeit müssen Sie allerdings selbst schaffen:

- Stimulieren Sie Ihre Brust oft genug und effektiv, indem Sie Ihre Kinder zu Beginn der Stillzeit zehn- bis zwölfmal, später mindestens sechs- bis achtmal innerhalb von 24 Stunden stillen. Wenn dies nicht möglich ist, sollten Sie Ihre Milchbildung mit einer elektrischen (Intervall-)Milchpumpe anregen, sodass Sie die gleiche Häufigkeit der Bruststimulation erreichen.
- Führen Sie Ihrem Körper ausreichend hochwertige Nahrung und geeignete Getränke zu. Sie haben bei der Milchbildung einen erhöhten Energie- und Flüssigkeitsverbrauch, der durch hinreichendes Essen und Trinken ausgeglichen werden kann.

Nacheinander oder gleichzeitig stillen – was ist besser? Auf diese oft gestellte Frage gibt es keine pauschale Antwort. Auch Zwillinge haben individuelle Bedürfnisse. Es kann – vor allem in den ersten Lebenswochen – möglich sein, dass eines der Babys öfter gestillt werden möchte als das andere. Dann ist es notwendig, sich nach den Bedürfnissen Ihrer Kleinen zu richten. Trotzdem rate ich Ihnen, immer wieder zu probieren, die Kinder gemeinsam anzulegen. Wenn Sie zwei Kinder zur gleichen Zeit stillen, nutzen Sie Ihre wertvolle Zeit am besten aus.

Bitten Sie Ihre Hebamme, Ihnen am Anfang zu helfen, die Kinder in verschiedenen Stillpositionen anzulegen. Um beim beidseitigen Anlegen eine möglichst bequeme Position zu bekommen und um die Babys gut abstützen zu können, sollten Sie genügend Kissen und aufgerollte Handtücher bereithaben. Viele Frauen entscheiden sich für den Kauf eines geeigneten Stillkissens. Ein solches Kissen bietet eine optimale Händefreiheit, um beide Kinder gleichzeitig beim Stillen in der richtigen Position zu lagern oder sie problemlos von einer zur anderen Brustseite bringen zu können.

»Fußballgriff«

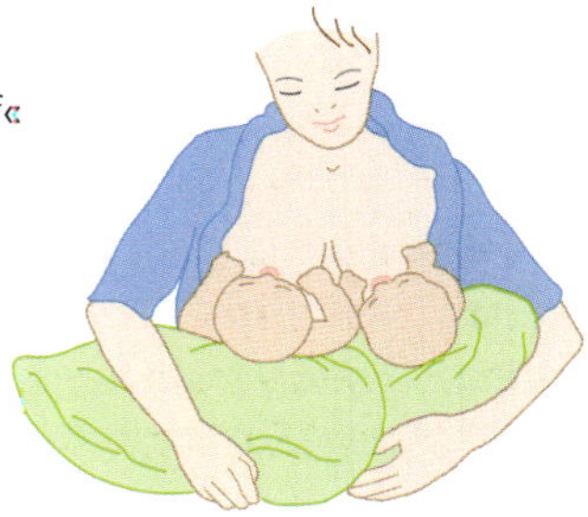

Die Babys schauen in die gleiche Richtung.

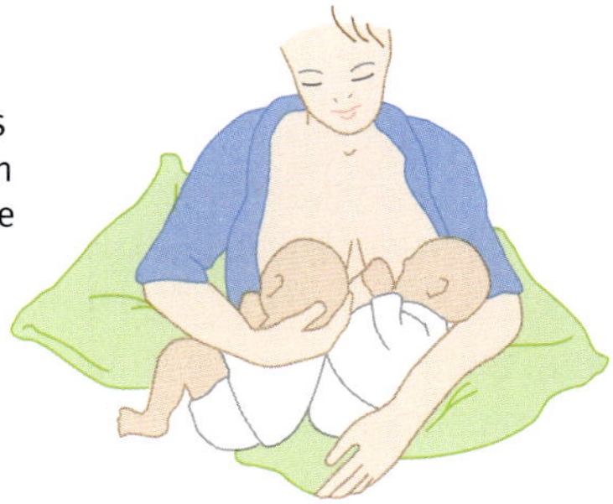

Die Babys liegen parallel zum Körper der Mutter.

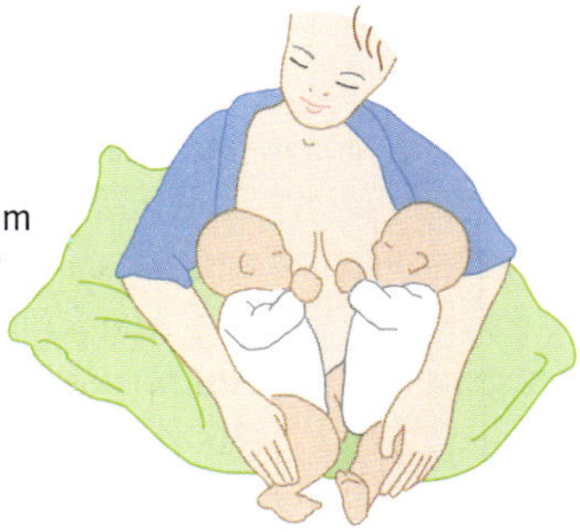

Mutter in fast liegender Position, die Babys parallel zu ihrem Körper.

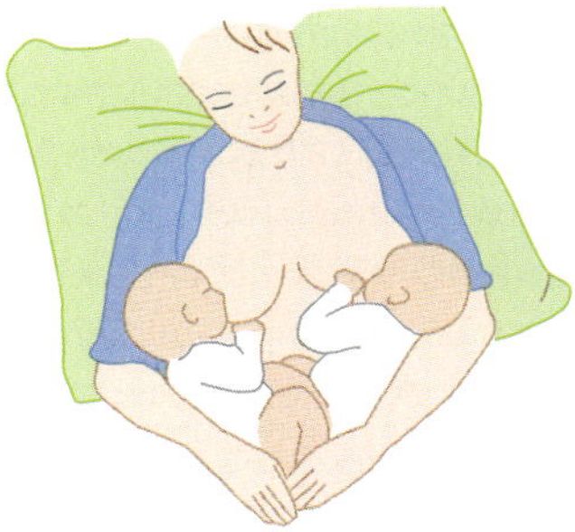

Babys kreuzweise und von Polstern und den Armen der Mutter gestützt.

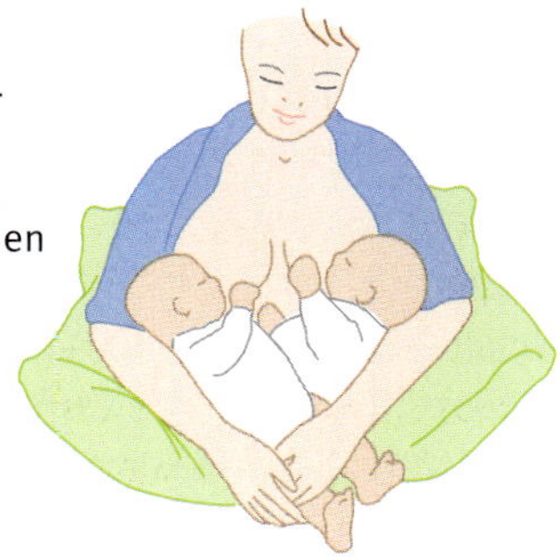

Babys kreuzweise, nur von den Armen der Mutter gestützt – nur für Notfälle geeignet.

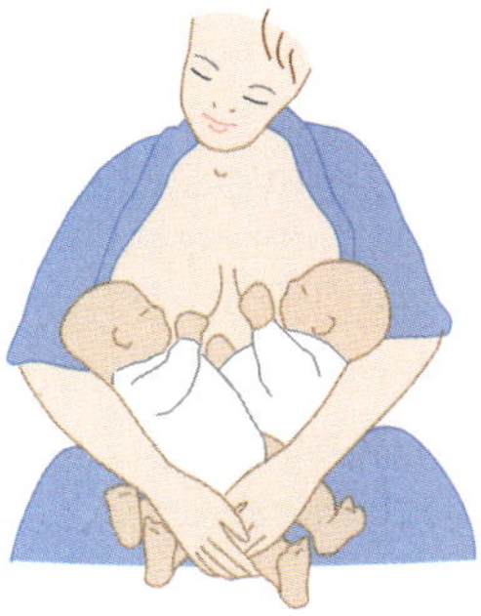

Probieren Sie verschiedene Stillpositionen aus.

Marianne

Ich legte mich einfach mit meinen Babys ins Bett

» Maya und Lara kamen Ende der 39. Schwangerschaftswoche durch eine Spontangeburt zur Welt. Meine Kleinen hatten allerdings einige Probleme beim Trinken, denn meine Brustwarzen waren zu flach, sodass die Babys sie zuerst noch nicht richtig fassen konnten. Also pumpte ich die ersten Tage im Krankenhaus die Milch ab und gab sie meinen Mädchen aus der Flasche. Allerdings legte ich sie zu jeder Mahlzeit zuerst an die Brust an. Es war sehr stressig, denn beide hatten gleichzeitig Hunger und ich konnte meine Zwillinge noch nicht gleichzeitig stillen oder füttern. Zwischendurch pumpte ich auch häufig Milch ab, da ich so viel bildete, dass ich ohne Mühe noch ein weiteres Kind hätte mitversorgen können.

Meine Hebamme half mir immer wieder beim Anlegen der Babys, aber Maja und Lara tranken so gut wie nichts aus der Brust. Nach acht Tagen wurde ich entlassen. Meine Brüste waren genau wie an den vorherigen acht Tagen prall gefüllt. Ich nahm eine elektrische Milchpumpe mit nach Hause. Kaum war ich daheim, hatte ich das Gefühl, meine Brüste seien leer. Beim Abpumpen konnte ich tatsächlich auch nur noch etwa 20 ml Muttermilch auf jeder Brustseite gewinnen. Ich bereitete mir pro Tag etwa drei Liter Milchbildungs- und Fencheltee. Dadurch wurde meine Milchbildung wieder etwas gesteigert. Der hohe Aufwand durch das Pumpen im dreistündigen Abstand, das Anlegen der schreienden Babys, das ständige Auskochen von Schnullern und Fläschchen stresste mich nach einer Woche so sehr, dass ich beschloss, ab sofort nur noch zu stillen.

Zum Glück wurde ich noch von meiner Mutter unterstützt. Also legte ich mich einfach mit meinen Babys ins Bett und nahm eine Kanne Tee und Snacks mit. Ich bot den Kleinen nun jedes Mal, wenn sie weinten, die Brust an und probierte verschiedene Stillpositionen aus. Um sie zu stützen, nahm ich mein Stillkissen und viele kleine Kissen dazu. Die Ruhe tat uns allen sehr gut. Bereits nach einem Tag konnte ich den gewünschten Erfolg verbuchen, denn Maya und Lara tranken nun endlich gut an der Brust.

Es war plötzlich ganz einfach und ich hatte den Eindruck, dass die Kinder sich sehr wohlfühlten. Dass ich Maja und Lara nun immer gleichzeitig stillte, war für mich eine große Erleichterung. Meine beiden Mädchen wurden lange Zeit voll gestillt, bevor ich sie im Alter von zehn Monaten abstillte. «

Annegret

Hohe Allergieneigung

» Durch die Stillzeiten mit meinen ersten beiden Kindern konnte ich vor der Geburt meiner Zwillinge schon viele Stillerfahrungen sammeln. Da Lisa und Nils knapp vier Wochen zu früh geboren wurden, stand für mich fest, dass ich sie sieben Monate ausschließlich stillen wollte. Es war bekannt, dass in unserer Familie eine hohe Allergieneigung besteht und unsere beiden ältesten Kinder mittlerweile schon unter Allergien litten. Um das Allergierisiko so gering wie möglich zu halten, war es mir sehr wichtig, die Zwillinge lange voll zu stillen, außerdem fand ich es praktisch.

Als Lisa und Nils sieben Monate alt waren, zeigten sie keinerlei Interesse an anderer Nahrung. Mir war das sehr recht. Wenn ich mit den beiden Großen am Tisch saß und aß, brauchte ich nicht auch noch nebenbei die beiden Kleinen zu füttern, die im Hochstuhl noch nicht richtig sitzen konnten. Bevor wir uns zu Tisch setzten, stillte ich Lisa und Nils, und während wir aßen, krabbelten die beiden vergnügt auf dem Boden um uns herum. Erst mit acht Monaten zeigten sie langsam Interesse an anderer Nahrung. Insgesamt ging ich an das Zufüttern sehr gelassen heran. Ich wusste, dass die Kinder mit der Muttermilch einen Großteil dessen, was sie brauchten, bekamen und durch die Erfahrung, die ich mit meinen ersten beiden Kindern Annika und Thorben gemacht hatte, konnte ich vieles sehr entspannt auf mich zukommen lassen. Die Stillzeit mit Lisa und Nils war nicht immer ohne Schwierigkeiten, aber wir konnten sie sehr genießen. Über die acht Monate ausschließlichen Stillens hinaus wurden Lisa und Nils noch fast zwei weitere Jahre teilgestillt. Im Alter von etwa zweieinhalb Jahren stillten sie sich schließlich von selbst ab. «

Tandemstillen

Manche Mütter werden während der Stillzeit wieder schwanger. Einige dieser Frauen entscheiden sich bewusst dafür, nach der Geburt nicht nur das Neugeborene zu stillen, sondern auch die Stillbeziehung mit dem älteren Kind fortzuführen. In Fällen, in denen Mütter ein Baby und ein Kleinkind gleichzeitig stillen, spricht man von Tandemstillen.

Langzeitstillmütter berichten, dass ihre Brustwarzen während einer erneuten Schwangerschaft empfindsamer wurden, die Milch sich recht bald umstellte, indem sie erneut goldgelb cremig wurde, ihren Geschmack veränderte und sich die Milchmenge oftmals auch reduzierte.

Sofern Sie als Mutter ebenso wie Ihr Kind die innige Stillbeziehung weiterhin genießen möchten, besteht bei gesundheitlicher Unbedenklichkeit kein Grund zur Stillunterbrechung oder zum völligen Abstillen. Wenn sich das Saugen an der Brust für Sie lediglich leicht unangenehm anfühlt, ist es ratsam, die Stillmahlzeiten zeitlich zu begrenzen oder nicht mehr so häufig zu stillen. Falls das Saugen Ihres Kindes jedoch zu vorzeitigen Gebärmutterkontraktionen führt, sollten Sie unbedingt mit dem Frauenarzt bzw. der Hebamme abklären, ob Ihre Schwangerschaft beim Weiterstillen ungefährdet ist.

Nach der Geburt erhält das Neugeborene auch ohne vorherige Stillunterbrechung wieder das so überaus wertvolle Kolostrum. Aus diesem Grund ist es vor allem in den ersten Tagen nach der Entbindung äußerst wichtig, dem kleinen Säugling den absoluten Vortritt beim Trinken zu lassen. Als tandemstillende Mutter sollten Sie bedenken, dass Kolostrum bei Ihrem größeren Stillkind zu weicherem oder häufigerem Stuhlgang führen kann. Dies wird sich aber regulieren, sobald sich Ihre Milch wieder auf reife Muttermilch umgestellt hat.

Obwohl das Tandemstillen mitunter sehr anstrengend sein kann, bietet es viele Vorteile für die Mutter und ihre Kinder. Die stillende Mutter profitiert davon, dass der oftmals vorübergehend schmerzhafte Zustand beim Milcheinschuss als weniger unangenehm empfunden wird. Das liegt daran, dass sich der Körper der Wöchnerin nicht erneut auf das Stillen einstellen muss, wenn vor der Entbindung keine Stillunterbrechung stattgefunden hat.

Tandemstillmütter produzieren im Allgemeinen ausreichend Milch für beide Kinder. Für das jüngere Stillkind ist es von Vorteil, dass der Milchspendereflex durch das kräftigere Saugen des älteren Geschwisterkindes gut ausgelöst werden kann und die Milchbildung hierbei auch stärker angeregt wird. Dies kommt besonders dann zum Tragen, wenn das Neugeborene trinkschwach ist. Sollten Ihre

Gefahr einer Frühgeburt?

Die Stimulierung der Brustwarzen während des Stillens führt zur Ausschüttung von Oxytocin, das den Milchspendereflex auslöst, das aber auch für Kontraktionen der Gebärmutter im Rahmen der Geburt verantwortlich ist. Allerdings konnte gezeigt werden, dass die Gebärmutter während der Schwangerschaft nicht auf jede kleine Oxytocinausschüttung reagiert. Erst kurz vor der Geburt erhöht sich die Empfindlichkeit gegenüber dem Hormon.

Brüste aufgrund eines Milchstaus so prall sein, dass der kleine Mund des Neugeborenen nicht korrekt andocken kann, bleibt die Möglichkeit, den Milchüberschuss durch das größere Kind abtrinken zu lassen. So erhalten Sie als Mutter Erleichterung und Ihr kleines Baby kann die Brust wieder besser fassen. Wenn beide Kinder zeitgleich an Ihrer Brust saugen, verlaufen die Stillmahlzeiten evtl. ruhiger, weil die Betreuung für das größere Geschwisterkind damit gelöst ist.

Mütter berichten manchmal, dass die Geschwister das zeitgleiche Trinken an der Mutterbrust sehr genießen und dies in hektischen Situationen zur Beruhigung beiträgt. Einige konnten auch feststellen, dass bei den gemeinsamen Stillmahlzeiten eine ganz besondere Nähe und Verbundenheit zwischen den Geschwistern entstand. Tandemstillmütter haben oftmals die Gelegenheit zu beobachten, wie sich beide Kinder während des gemeinsamen Stillens an den Händen halten oder sich auf andere Weise über Körperkontakt miteinander verbinden. Diese gegenseitige Berührung während des gemeinsamen Stillens unterstützt die Entwicklung einer liebevollen Beziehung zueinander. Andere Frauen bevorzugen es, ihre Kinder nacheinander zu stillen, wenn sie feststellen, dass die Kinder sich beim zeitgleichen Stillen gegenseitig stören.

Es mag sein, dass es nicht immer angenehm oder passend ist, beide Kinder zur gleichen Zeit zu stillen. Sollten Sie als tandemstillende Mutter das abwechselnde Stillen bevorzugen, muss das ältere Kind lernen, geduldig zu sein, während das Baby zuerst gestillt wird. Vielleicht hilft es in einer solchen Situation, dem wartenden Kind eine interessante Tätigkeit anzubieten, die mit wenig Lärm verbunden ist und ohne Unterstützung verlaufen kann. Manche Kinder imitieren z. B. ihre stillende Mutter, in dem sie während dieser Zeit eine Puppe oder ein Stofftier »stillen«.

Es eignen sich aber auch Ratespiele oder besondere Rituale, um die Zeit des Wartens zu überbrücken. Sinnvoll ist es, dem größeren Stillkind die liebgewonnenen Beschäftigungen oder Rituale ausschließlich dann in Erinnerung zu rufen, wenn das Baby alleine an der Brust saugt. Einfach einmal warten zu müssen ist möglicherweise für das ältere Geschwisterkind ein sehr wichtiger Lernprozess. Solange es sich sicher sein kann, dass es »seinen Platz an Mama's Brust« nicht verliert, wird es dies nach kurzer Zeit problemlos akzeptieren.

Beim Tandemstillen über einen längeren Zeitraum hinweg ist es möglich, jedem Kind »seine Brustseite« zuzuordnen. Hierbei ist allerdings immer darauf zu achten, dass das kleine Baby problemlos gedeiht und beide Brüste gut geleert werden.

Zwei Kinder zu stillen ist sehr anstrengend. Deshalb ist es für Tandemstillmütter notwendig, sich besonders gut zu ernähren, ausreichend zu trinken und sich viel Zeit zum Ausruhen zu gönnen. Vor allem zu Beginn der Tandemstillzeit ist es wichtig, dass sie auf die Unterstützung des Partners oder anderer stillfreundlicher Personen zählen können. Wenn Sie sich für das Tandemstillen entscheiden, werden Sie feststellen, dass diese anfänglich anstrengende Zeit bei fortdauernder Stilldauer eine große Bereicherung bedeuten kann. Dennoch bleibt die Entscheidung, ob und wie lange Sie beide Kinder gleichzeitig stillen möchten, ganz bei Ihnen. Vertrauen Sie darauf, dass der Weg, den Sie wählen, der richtige sein wird, solange Sie Ihrem Gefühl folgen.

Anne

Ich stillte anfangs beide Kinder voll

» *Als ich mit meinem zweiten Sohn Ben schwanger wurde, war unser erstes Kind Alexander etwa ein Jahr alt und wurde noch hauptsächlich an meiner Brust ernährt. Im Laufe der Schwangerschaft reduzierte sich meine Milch sehr stark und Alexander begann daraufhin, mehr normale Kost zu essen. Dennoch stillte ich ihn täglich mindestens ein Mal, meistens zum Einschlafen.*

Nach der Geburt des Babys begann eine Stillgeschichte, die völlig anders verlief, als wir sie von unserem großen Kind gewohnt waren. Der Unterschied zeigte sich sowohl in der Häufigkeit des Stillens als auch in der Art des Trinkens. Im Wochenbett stillte ich dann beide Kinder voll, was dazu führte, dass Alexander innerhalb von drei Wochen drei Kilo zunahm.

Gegen Ende der Wochenbettzeit schwand Alexanders überaus starkes Interesse an der Brust wieder und es kam langsam Routine auf.

Für mich war es von Anfang an am einfachsten und ruhigsten, beide gleichzeitig zu stillen. Anfangs, als sich die Milchbildung noch nicht völlig auf den Bedarf meiner Kinder eingestellt hatte, ließ ich beide jeweils an den gleichen Brustseiten trinken. Auf diese Weise steigerte sich meine Milchmenge recht schnell. Ich produzierte bald so viel Milch, dass unser Baby stets nach dem Trinken an einer Brustseite gesättigt war.

Immer wieder staunte ich über die unterschiedliche Stilltechnik meiner Kinder. Das Baby trank zügiger und seltener als der große Bruder, der sich beim oftmaligen Stillen auch immer viel Zeit zum Kuscheln ließ.

Die Unterstützung meines Mannes war sehr wertvoll. Er kümmerte sich um den Haushalt, das Essen und machte Ausflüge mit dem Großen, während ich mit dem Baby in Ruhe kuscheln und mich ausruhen konnte. Er brachte auch Verständnis auf, wenn ich mal keines der Kinder anlegen wollte, weil ich mitunter das Gefühl hatte, 23 Stunden am Tag zu stillen. Das Tandemstillen war für uns alle die optimale Lösung. Bei unseren Kindern kam niemals Eifersucht auf und sie haben bis heute immer noch eine sehr starke Bindung zueinander. «

Stillen bei medizinischer Behandlung

Wenn Sie während der Stillzeit eine medizinische Behandlung benötigen, machen Sie beim Gespräch mit Ihrem Arzt oder Ihrer Ärztin selbstbewusst deutlich, wie wichtig es Ihnen ist, Ihr Baby weiterhin mit Muttermilch zu ernähren. Häufig besteht dann die Möglichkeit, auf eine nichtmedikamentöse bzw. eine homöopathische Behandlung auszuweichen. Wichtig für Sie zu wissen ist:

- **Impfungen**: Bei den in Deutschland empfohlenen Impfstoffen ist keine Stillunterbrechung erforderlich.
- **Lokalanästhesie**: Danach können Sie unbedenklich weiterstillen. Vermeiden Sie also z. B. die Aufschiebung einer notwendigen Zahnbehandlung, weil dadurch Ihre Zahngesundheit gefährdet werden kann.
- **Narkose**: Danach dürfen Sie Ihr Kind wieder anlegen, sobald Sie dazu in der Lage sind.
- **Antibabypille**: Klären Sie bitte vor der Einnahme mit Ihrem Frauenarzt ab, ob es sich bei dem verordneten Präparat um ein stillverträgliches Mittel handelt und ob die Wirkung der Antibabypille durch das Stillen nicht beeinträchtigt wird.
- **Stillverträgliche Antibiotika**, z. B. Penicillin oder Erythromycin, können bei bakteriellen Infekten verschrieben werden.

Christiane

Stillverträgliche Präparate

» *Ich war sehr enttäuscht, als mein Arzt mir sagte, dass ich wegen einer Blasenentzündung ein Medikament nehmen müsse, bei dem ich nicht weiterstillen dürfe. Er meinte, dass Mia ja schon vier Monate alt sei und ich ruhig abstillen könnte. Da mir das Stillen jedoch überaus wichtig war, beschloss ich, trotz des ärztlichen Rates nicht abzustillen, sondern meine Milch abzupumpen und während der Zeit der Medikamenteneinnahme wegzuschütten. Diese Maßnahme sollte meine Milchbildung aufrechterhalten, um später weiterstillen zu können. Es machte mich traurig, die abgepumpten Muttermilchmahlzeiten zu verwerfen, zumal ich meine Tochter jedes Mal unter Tränen zwingen musste, die Fertignahrung aus der Flasche zu trinken.*

Mit der Zeit verringerte sich meine Milchbildung und meine Hebamme riet mir, auch nachts zu pumpen, was jedoch nicht den gewünschten Erfolg brachte. Eine gute Freundin drängte mich, bei einer Stillberaterin anzurufen. Bei diesem Gespräch hörte ich nun nicht mehr: ›Da kann man nix machen außer häufig pumpen‹ oder ›dann hör doch auf und komm erst mal wieder selber auf die Beine‹. Nein, ich fühlte mich verstanden und bekam wirklich gute Tipps. Die Stillberaterin besorgte mir eine hochwertige Intervallmilchpumpe, mit der ich beide Brüste gleichzeitig abpumpen konnte, und empfahl mir Nahrungsmittel, die die Milchmenge steigern können. Danach stieg meine Milchbildung innerhalb einiger Tage auf die gewünschte Menge an.

18 Tage lang fütterte ich unsere Tochter mit Fertignahrung, während ich meine Muttermilch wegschüttete. Meine Befürchtungen, dass Mia nach dieser Zeit das Saugen an der Brust verweigern würde, traten tatsächlich ein. Einige Tage lang reichte ich ihr die abgepumpte Muttermilch aus dem Fläschchen, um sie wieder an den Geschmack meiner Milch zu gewöhnen. Danach stillte ich sie mit Brusthütchen, was sie allerdings erst nach einigem Üben tolerierte. Immer wieder versuchte ich es auch ohne Brusthütchen, aber Mia fing dabei sofort an zu weinen. Ich war zwar nicht sehr glücklich über das Stillen mit Brusthütchen, konnte aber mit diesem Kompromiss gut klarkommen.

Nachdem sich unser Alltag wieder eingespielt hatte, fand ich im Internet die Telefonnummer, unter der Ärzte, Hebammen und Stillberaterinnen Auskunft über die Stillverträglichkeit von Medikamenten erhalten können. Ich erfuhr, dass ein alternatives Präparat auf dem Markt sei, bei dem keine Stillpause erforderlich gewesen wäre. Hätte ich diese Information vorher gehabt, wären mir und vor allem meiner Tochter viele Tränen erspart geblieben. «

Stillpause bei Medikamenteneinnahme

Wenn eine Stillpause nicht zu umgehen ist, überlegen Sie rechtzeitig, welcher der für Ihre Situation optimale Weg ist:

Keine Selbstbehandlung!

Behandeln Sie sich nicht selbst mit frei verkäuflichen Medikamenten oder Restbeständen aus Ihrer Hausapotheke! Auch die Anwendung von Arzneimitteln auf pflanzlicher Basis und Kräutern kann nicht automatisch als unbedenklich eingestuft werden. Insbesondere sollten Sie sich vor einem längerfristigen oder regelmäßigen Konsum von Kräutertees über die Auswirkungen für Ihr gestilltes Baby erkundigen.

Falls bei Ihnen durch eine unerwartete Einnahme stillunverträglicher Medikamente eine kurze Stillunterbrechung erforderlich wird, müssen Sie Ihre Muttermilch während der Stillpause abpumpen und anschließend wegschütten. Regelmäßiges Abpumpen während dieser Zeit wird die Aufrechterhaltung Ihrer Milchbildung gewährleisten.

Wenn die vorübergehende Medikamenteneinnahme vorab geplant werden kann, ist es ratsam, einige Tage vor Therapiebeginn eine ausreichende Menge Muttermilch abzupumpen und einen Vorrat im Kühlschrank oder der Tiefkühltruhe anzulegen. In diesem Idealfall können Sie Ihrem Baby bis zur Wiederaufnahme des Stillens die aufbewahrte Muttermilch mit einem Becher oder einer Flasche reichen und so das Füttern von gekochter Industrienahrung vermeiden.

Alle hier erwähnten Ausführungen sind nur meine persönlichen Empfehlungen, die sich bei meiner Arbeit als Stillberaterin bewährt haben. Holen Sie bitte bei Unklarheiten auf jeden Fall medizinischen Rat ein.

Weiterstillen trotz Medikamenteneinnahme

Im Normalfall ist ein Abstillen oder eine Stillunterbrechung aufgrund einer Medikamenteneinnahme nicht notwendig, da es für die meisten Erkrankungen stillverträgliche Präparate gibt. Exemplarisch finden Sie einige davon in der Tabelle.

Stillen schützt Ihr Kind

Bedenken Sie, dass die Antikörper, die Sie bei einer Krankheit bilden, in die Muttermilch übergehen und Ihr Kind somit durch das Stillen vor den krankmachenden Keimen geschützt werden kann.

Verzichten Sie während der Stillzeit unbedingt auf Selbstmedikation und besprechen Sie mit Ihrem Arzt oder Apotheker, welche Medizin für Sie jetzt geeignet ist. Wichtig ist hierbei, dass die Entscheidung gegen oder für ein Medikament in der Stillzeit nicht alleine auf Basis der Empfehlungen der »Roten Liste« getroffen wird. Dort enthaltene Abstillempfehlungen werden manchmal nur deshalb ausgesprochen, weil die Hersteller zu wenige Daten über die Anwendung des jeweiligen Medikamentes in der Stillzeit erhoben haben.

Inzwischen gibt es für viele Medikamente herstellerunabhängige Daten über die Anwendung in der Stillzeit. Eine sehr gute Informationsquelle ist die embryonaltoxikologische Beratungsstelle in Berlin (www.embryotox.de). Bitten Sie Ihren Arzt bei Bedarf, sich dort zu erkundigen. Auch bei den Stillorganisationen »Arbeitsgemeinschaft Freier Stillgruppen« (AFS) und »La Leche Liga« (LLL) erhalten Sie Informationen über die Stillverträglichkeit von Medikamenten.

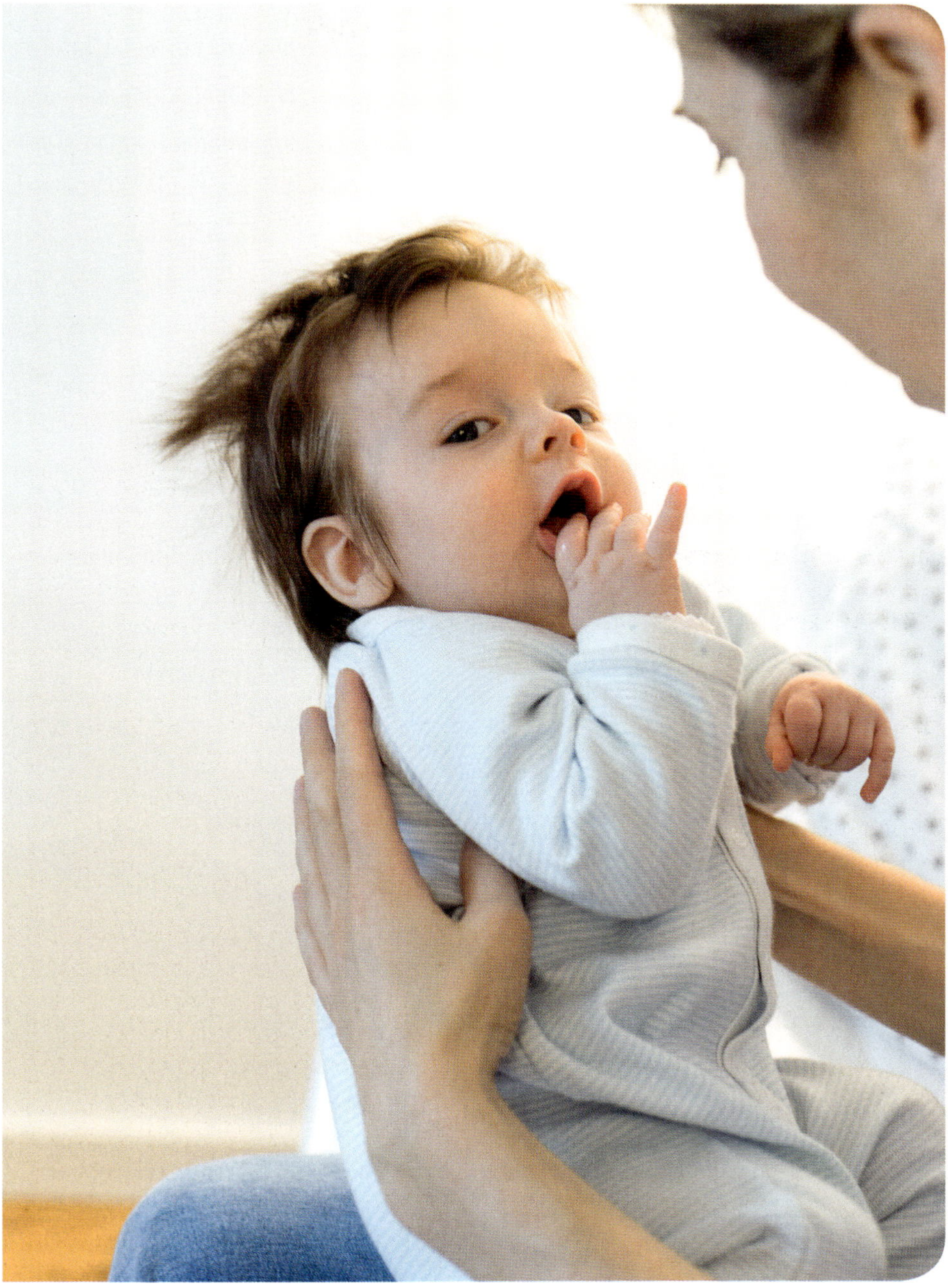

Ausgewählte Beispiele häufiger Erkrankungen und stillverträglicher Medikamente

Indikation	Wirkstoff	Präparate
allergische Beschwerden (Heuschnupfen	Cromoglicinsäure	Vividrin antiallergische Augentropfen®, Allergocrom®
	Cetirizin	Reactine®, Zyrtec®
Blähungen	Dimetricon	Sab simplex Kautabletten®, Ceolat LF®
	Simeticon	Elugan®, Lefax®
depressive Verstimmung	Johanniskraut-Trockenextrakt	Jarsin®
Durchfall	medizinische Kohle	Kohle-Compretten®
	medizinische Hefe	Perenterol®, Santax®
Hämorrhoiden	Hamamelis	Posterine®
	Bufemac	Mastu akut®
Halsschmerzen	Hexetidin	Hexoral®, Doroperol®
Herpesinfektion (Lippenherpes)	Aciclovir	Zovirax®, Herpetad®
Husten	Acetylcystein	ACC®, Acemuc®
	Ambroxol	Mucosolvan®, Ambrik®
Läuse	Pyrethrumextrakt	Goldgeist forte®
Pilzinfektion der Haut	Clotrimazol	Canesten®, Fungizid®, Mycofug®
	Nystatin	Adiclair®, Biofanal®, Lederlind®, Moronal®, Mykundex®
Schlafstörungen, Beruhigungsmittel	Doxylamin	Hoggar N®
Schmerzen, leichte	Paracetamol	ben-u-ron®, Paedialgon®
	Ibuprofen	Ibu-ratiopharm®, Ibubeta®
Schnupfen	Oyxmetazolin	Nasivin®
	Xylometazolin	Olynth®, Otriven®

Indikation	Wirkstoff	Präparate
Sodbrennen, Magenschleimhautentzündungen	Magaldrat (Aluminium-Magnesium-Verbindungen)	Maaloxan®, Gastripan®
Übelkeit und Erbrechen	Ingwerwurzel	Zintona®
	Dimenhydrinat	Vomex®
Venenbeschwerden	Rosskastaniensamen-Trockenextrakt	Venostasin® (äußerlich)
	Rotes Weinlaub	Antistax® (äußerlich)
	Heparin-Natrium	Exhirud®
Verstopfung	Lactulose	Bifiteral®, Lactuflor®
	Bisacodyl	Dulcolax®, Agaroletten®

Noch einige persönliche Worte zum Schluss

Liebe Leserinnen,
auch ich hatte als junge Mutter mit Stillschwierigkeiten zu kämpfen und sehe heute einen Sinn darin. Denn ohne diese Erfahrungen wäre mir verborgen geblieben, wie wichtig die Arbeit ausgebildeter Stillberaterinnen ist. Es ist wunderschön und wohltuend, wenn mir eine Mutter beispielsweise mitteilt: »Ohne Sie hätte ich aufgegeben und nun stille ich schon so viele Monate!«

Mittlerweile wurde erkannt, dass nicht nur die Kinder, sondern auch deren Mütter von einer guten Stillbeziehung profitieren, und zwar weit über den Zeitraum des Stillens hinaus! Es steht fest, dass Stillen sich nicht nur positiv auf die Mutter-Kind-Beziehung sowie die Schaffung von Vertrauen und Geborgenheit auswirkt, sondern auch gesundheitliche Bedeutung für Mutter und Kind hat. Stillen und Muttersein gehören daher naturgemäß zusammen.

Wenn erfahrene Stillmütter mit ihrem Erfahrungsschatz andere Stillende unterstützen und ihnen damit zu einer glücklichen Stillbeziehung verhelfen, sehe ich eine Saat aufgehen, denn Stillschwierigkeiten basieren oftmals auf mangelnden Informationen, Ungeduld und Unverständnis. Aufklärung, gute Vorbilder und Vertrauen in die von der Natur gegebenen Fähigkeiten einer Mutter sind die idealen Wegbereiter für eine stillfreundliche Gesellschaft.

Der Grundstein für meine eigene Beratertätigkeit wurde von »meiner« Stillberaterin gelegt, bei der ich mich ganz herzlich für die geduldige Unterstützung während meiner eigenen Stillzeit bedanke.

Ich danke überdies allen Müttern, die mir sehr viele Jahre lang ihr Vertrauen schenkten und somit dazu beigetragen haben, dass ich diese – mir selbst gestellte – Aufgabe als ehrenamtliche Stillberaterin mehr als 20 Jahre lang mit Leidenschaft ausübte und viel Freude dabei empfand. Auch den Frauen, die mir ihre wertvollen Erfahrungsberichte zur Veröffentlichung in diesem Buch zur Verfügung gestellt haben, sage ich herzlich »Danke«.

Ein ganz besonderes Dankeschön gilt allen, die mich bei der Entstehung dieses Werkes unterstützt haben; insbesondere der ehemaligen zweiten Vorsitzenden der Arbeitsgemeinschaft Freier Stillgruppen Utta Reich-Schottky, meinem Ehemann und meinem Sohn Christian. Meinen Kolleginnen Sina Weyer und Uli Ding sei ebenso herzlich für ihr Engagement gedankt.

Für die moralische Unterstützung bei der Umsetzung meines Vorhabens, ein Stillbuch zu verfassen, sage ich meiner Freundin Mathilde, meinen Schwestern sowie meinen Söhnen Matthias und Dominic herzlich »Dankeschön«.

Beratungsstellen und Informationen

Arbeitsgemeinschaft Freier Stillgruppen
Tel. 0228 9295 9999
www.afs-stillen.de

La Leche Liga Deutschland e. V.
Tel. 0248 4918 4087
www.lalecheliga.de

BDL (Berufsverband Deutscher Laktationsberaterinnen IBCLC e. V.)
Tel. 0511 8764 9860
www.bdl-stillen.de

Deutscher Hebammenverband
Tel. 0721 9818 90
www.hebammenverband.de

Bund freiberuflicher Hebammen e. V. – BFHD
Tel. 069 7953 4971
www.bfhd.de

Nationale Stillkommission
Tel.: 030 8412 0
www.bfr.bund.de

Menschenskind
Beratungsstelle für Eltern mit Säuglingen und Kleinkindern
Tel. 040 6520 012

Aktionsgruppe Babynahrung e. V.
Tel. 0551 5310 34
www.babynahrung.org

WHO/UNICEF – Initiative »Babyfreundlich« (BFHI) e. V.
www.babyfreundlich.org

Pharmakovigilanz- und Beratungszentrum für Embryonaltoxikologie
www.embryotox.de

Stillen in besonderen Situationen:

Beratung
(Mehrlingsgeburten, Frühgeborene, LKG-Spalte, Down-Syndrom u. a.)
Tel. 0228 9295 9999
Stillberatungsliste auf www.afs-stillen.de

Stillen nach dem ersten Geburtstag
Tel. 040 7297 392
franziska.schombach@afs-stillen.de

Fragen zu Schlaf- und Schreiproblemen
antje.kraeuter@afs-stillen.de

Fragen zu Immunologie, Virologie und Mikrobiologie
Med.Beirat.Immunologie@afs-stillen.de

Fragen zu Beikost und Ernährung der Mutter
Doris Bamberg
Tel. 030 3041 200

Fragen zu Medikamenten in der Muttermilch
Kirke Disdorn
Tel. 0724 3121 33
Bettina Baums
baums@duererapotheke.de

Schatten & Licht
Krise nach der Geburt e. V.
Tel. 0821 4996 96
www.schatten-und-licht.de

Beratungsstellen für Eltern mit Säuglingen bei Schrei-, Schlaf- und Essstörungen
www.trostreich.de

Bundesverband »Das frühgeborene Kind« e. V.
Tel. 0800 8759 770
www.fruehgeborene.de

Selbsthilfevereinigung für Lippen-Gaumen-Fehlbildungen e. V.
Wolfgang Rosenthal Gesellschaft
Tel. 064 0355 75
www.lkg-selbsthilfe.de/
wrg-huettenberg@t-online.de

Kindernetzwerk e.V. für kranke und behinderte Kinder und Jugendliche in der Gesellschaft
www.kindernetzwerk.de

Down-Syndrom-Netzwerk
Down-Syndrom/Trisomie 21
Tel. 0700 0021 0021
www.down-syndrom-netzwerk.de

Arbeitsgemeinschaft Allergiekrankes Kind AAK
Tel. 02772 9287 48
www.aak.de

Deutscher Neurodermitis Bund e.V.
Tel. 040 2307 44
www.neurodermitis-bund.de

WHO/UNICEF – Initiative »Babyfreundlich« (BFHI) e. V.
www.babyfreundlich.org

Literaturempfehlungen

Brandt-Schenk, Iris-Susanne: **Stillen.** Das Praxisbuch für die schönste Zeit mit Ihrem Baby. Südwest Verlag, München 2004.

Guoth-Gumberger, Marta: **Stillen.** Einfühlsame Begleitung durch alle Phasen der Stillzeit. Gräfe & Unzer Verlag, München 2014.

Lothrop, Hannah: **Das Stillbuch.** Kösel Verlag, München 2016.

Muß, Karin: **Stillberatung und Stillförderung.** Wissenschaftliche Verlagsgesellschaft, Stuttgart 2005.

Revers-Schmitz, Inga und Nitz-Eisendle, Sabine: **Praxisbuch Homöopathie für Hebammen.** Hippokrates Verlag, Stuttgart 2006.

Schäfer, Christof, Spielmann, Horst und Vetter, Klaus: **Arzneimittel in Schwangerschaft und Stillzeit.** Urban & Fischer Verlag, München 2011.

Weigert, Vivian: Stillen. **Das Begleitbuch für eine glückliche Stillzeit.** Alles Wichtige auf einen Blick. Kösel Verlag, München 2010.

Weitere Quellen der Autorin

Benkert, Brigitte: **Das Ravensburger Stillbuch.** Urania-Verlag, Freiburg 1997.

Benkert, Brigitte: **Das besondere Stillbuch für frühgeborene und kranke Babys.** Urania-Verlag, Berlin 2001.

Biancuzzo, Marie: **Stillberatung.** Mutter und Kind professionell unterstützen. Urban & Fischer, München 2004.

Bundeszentrale für gesundheitliche Aufklärung (BZgA): **Stillen und Muttermilchernährung: Grundlagen, Erfahrungen und Empfehlungen.** Köln BZgA 2001.

Deutscher Hebammenverband e. V. (Hrsg.): **Stillen.** Der beste Start ins Leben. Mabuse-Verlag 2011.

Dix, Carol: **Eigentlich sollte ich glücklich sein: Hilfe und Selbsthilfe für überforderte Mütter.** Kreuz-Verlag, Stuttgart 1987.

Forschungsinstitut für Kinderernährung Dortmund (Hrsg.): **Empfehlungen für die Ernährung von Säuglingen.** Selbstverlag 1993.

Gotsch, Gwen: Stillen. **Einfach nur Stillen.** Verlag der La Leche Liga, Minden 1999.

Herzog-Isler, Christa und Honigmann, Klaus: **Lasst uns etwas Zeit.** Wie Kinder mit einer Lippen- und Gaumenspalte gestillt werden können. Selbstverlag der Medela AG 1996.

Kitzinger, Sheila: **Ich stille mein Baby.** Das umfassende Handbuch für die junge Mutter. Kösel Verlag, München 1989.

Koopmann, Sabine: **100 Fragen: Richtig Stillen.** Rowohlt Verlag, Berlin 2003.

Lothrop, Hannah: **Beim Stillen ganz gelassen sein.** Massagen, Atem- und Körperübungen für Mütter (Audio CD). Kösel Verlag, München 2002.

Mähler, Bettina und Osenbrügge, Karin: **Die ersten Wochen mit dem Baby.** Rowohlt Verlag, Berlin 2000.

Medela Broschüre Hrsg.: Medela AG, Lättichstraße 4b, 6341 Baar, Schweiz.

Meintz Maher, Susan: **Lösungsmöglichkeiten für Saug- und Stillprobleme.** Verlag der La Leche Liga, Minden 1996.

Mitchell, Ingrid: **Stillen.** Rowohlt Verlag, Berlin 1993.

Nees-Delaval, Barbara: **Die natürlichste Sache der Welt – Stillen.** Falken Verlag, Gütersloh 1998.

Nussbaum, Margret: **Wie unser Schreibaby Ruhe findet:** Tipps und Ratschläge für betroffene Eltern. Marilis Kurz-Lunkenbein (Hrsg). Pattloch Verlag, München 1998.

Reich-Schottky, Utta: **Ernährung der Mutter in der Stillzeit.** Arbeitsgemeinschaft freier Stillgruppen (AFS) Bundesverband e.V.

Richberg, Inga-Maria: **Sanft heilen mit Homöopathie.** Goldmann 2005.

Salis, Bettina: **Stillen.** Aus der Hebammen-Praxis. 150 Fragen und Antworten. Urania Verlag, Stuttgart 2002.

Schneider, Regine: **Oh Baby ... Das hatte ich mir ganz anders vorgestellt.** Erfahrungen von Frauen beim ersten Kind. Goldmann Verlag, München 2001.

Sears, William: **Das »24-Stunden-Baby«.** Kinder mit starken Bedürfnissen verstehen. Verlag der La Leche Liga, 1998.

Springer, Skadi (1998): **Sammlung, Aufbewahrung und Umgang mit abgepumpter Muttermilch für das eigene Kind im Krankenhaus und zu Hause.** Leipziger Universitätsverlag 1998.

Stadlmann, Ingeborg: **Die Hebammensprechstunde.** Selbstverlag 2005.

Strobel, Kornelia: **Frühgeborene brauchen Liebe.** Was Eltern für ihr »Frühchen« tun können. Kösel Verlag, München 2004.

Verband Europäischer Laktationsberaterinnen (VELB): **Leitlinien für das Stillmanagement während der ersten 14 Lebenstage auf wissenschaftlichen Grundlagen.** 2000.

Weigert, Vivian: **Stillen.** Die schönste Zeit mit dem Baby. Mosaik Verlag 2002.

Weigert, Vivian: **Das kleine Stillbuch.** Kösel Verlag, München 2005.

Wir eltern: **»Frühchen stillen«**, Vogt-Schild Medien AG, Verlag wir eltern, In Zusammenarbeit mit Fa. Medela AG, Medizintechnik, Baar (Schweiz).

Wir eltern (Hrsg.): **Stillen.** Damit Sie und Ihr Baby eine glückliche Zeit haben. Verlag wir eltern 1999.

Liebe Leserin, lieber Leser,

hat Ihnen dieses Buch weitergeholfen? Für Anregungen, Kritik, aber auch für Lob sind wir offen. So können wir in Zukunft noch besser auf Ihre Wünsche eingehen. Schreiben Sie uns, denn Ihre Meinung zählt!

Ihr TRIAS Verlag

E-Mail Leserservice
kundenservice@trias-verlag.de

Lektorat TRIAS Verlag
Postfach 30 05 04
70445 Stuttgart
Fax: 0711 89 31-748

Stichwortverzeichnis

Bibliografische Information der Deutschen Nationalbibliothek
Die Deutsche Nationalbibliothek verzeichnet diese Publikation in der Deutschen Nationalbibliografie; detaillierte bibliografische Daten sind im Internet über http://dnb.d-nb.de abrufbar.

Programmplanung: Simone Claß
Redaktion: Anne Beck, Stuttgart
Bildredaktion: Christoph Frick, Nadja Giesbrecht
Umschlaggestaltung und Innen-Layout:
Cyclus Visuelle Kommunikation, Stuttgart

Bildnachweis
Umschlagfoto vorn:
Cyclus Visuelle Kommunikation, Stuttgart
Fotos im Innenteil: Prof. Dr. Rabih Chaoui, Berlin: S. 23; Holger Münch, Stuttgart: S. 112.
Alle anderen Fotos: Dominik Ketz, Bad Neuenahr.
Illustrationen: Christine Lackner, Ittlingen: S. 11, 156; Susanne Tischewski, Marburg: S. 81, 145

3. Auflage 2017

1. und 2. Auflage 2009, 2012 TRIAS Verlag in
MVS Medizinverlage Stuttgart GmbH & Co KG

Printed in Germany

Satz und Repro: Reemers Publishing Services GmbH, Krefeld
gesetzt in Adobe Indesign CC 2017
Druck: AZ Druck und Datentechnik GmbH, Kempten

Gedruckt auf chlorfrei gebleichtem Papier

ISBN 978-3-432-10057-9
Auch erhältlich als E-Book:
eISBN (ePub) 978-3-432-10055-5

1 2 3 4 5 6

Wichtiger Hinweis: Wie jede Wissenschaft ist die Medizin ständigen Entwicklungen unterworfen. Forschung und klinische Erfahrung erweitern unsere Erkenntnisse. Ganz besonders gilt das für die Behandlung und die medikamentöse Therapie. Bei allen in diesem Werk erwähnten Dosierungen oder Applikationen, bei Rezepten und Übungsanleitungen, bei Empfehlungen und Tipps dürfen Sie darauf vertrauen: Autoren, Herausgeber und Verlag haben große Sorgfalt darauf verwandt, dass diese Angaben dem Wissensstand bei Fertigstellung des Werkes entsprechen. Rezepte werden gekocht und ausprobiert. Übungen und Übungsreihen haben sich in der Praxis erfolgreich bewährt.

Eine Garantie kann jedoch nicht übernommen werden. Eine Haftung des Autors, des Verlags oder seiner Beauftragten für Personen-, Sach- oder Vermögensschäden ist ausgeschlossen.

Geschützte Warennamen (Warenzeichen) werden nicht besonders kenntlich gemacht. Aus dem Fehlen eines solchen Hinweises kann also nicht geschlossen werden, dass es sich um einen freien Warennamen handelt.